Anusha Yerra
Vabitha Shetty
Amitha M. Hegde

Diagnóstico e tratamento da Apneia Obstrutiva do Sono Pediátrica

Anusha Yerra
Vabitha Shetty
Amitha M. Hegde

Diagnóstico e tratamento da Apneia Obstrutiva do Sono Pediátrica

Imprint

Any brand names and product names mentioned in this book are subject to trademark, brand or patent protection and are trademarks or registered trademarks of their respective holders. The use of brand names, product names, common names, trade names, product descriptions etc. even without a particular marking in this work is in no way to be construed to mean that such names may be regarded as unrestricted in respect of trademark and brand protection legislation and could thus be used by anyone.

Cover image: www.ingimage.com

This book is a translation from the original published under ISBN 978-620-2-06815-4.

Publisher:
Sciencia Scripts
is a trademark of
Dodo Books Indian Ocean Ltd. and OmniScriptum S.R.L publishing group

120 High Road, East Finchley, London, N2 9ED, United Kingdom
Str. Armeneasca 28/1, office 1, Chisinau MD-2012, Republic of Moldova, Europe
Printed at: see last page
ISBN: 978-620-5-24666-5

CONTEÚDO

RECONHECIMENTO

Devo a minha primeira expressão de profunda gratidão à minha mãe, **Sra. Radha Rani Yerra** e ao meu pai, **Sr. Devaraju Yerra**, que têm sido o meu apoio desde o primeiro dia até hoje, que realmente merecem mais do que uma simples palavra de reconhecimento. O meu reconhecimento aos meus pais é inexprimível e sempre incompleto.

Estou sempre grato a **"Deus Todo-Poderoso"** pela sua imensa graça e bênçãos que ele me concede. Agradeço também à minha irmã **Manasa Yerra** que tem sido uma constante fonte de apoio e encorajamento.

Estou sempre grato ao meu Professor, guia e mentor **Prof. (Dr.) Vabitha Shetty**, Professor, Departamento de Pedodontia e Odontologia Preventiva, A. B. Shetty Memorial Institute of Dental Sciences pelo seu incansável encorajamento, orientação muito valiosa, crítica construtiva, supervisão constante, esforços incessantes e sugestões sem as quais esta dissertação teria sido uma tarefa impossível. Agradeço-lhe todo o apoio que me tem prestado ao longo deste período do meu curso de pós-graduação e na preparação desta dissertação com um cuidado e afecto materno.

Expresso a minha sincera gratidão e endividamento à minha estimada H.O.D., **Prof. (Dra.) Amitha M. Hegde,** pela sua inestimável orientação e encorajamento, que moldou a minha dissertação. Agradeço-lhe todo o apoio que me tem prestado ao longo deste período do meu curso de pós-graduação e na preparação desta dissertação.

Agradeço também ao **Prof. (Dr.) US Krishna Nayak**, Director e Reitor do A.B. Shetty Memorial Institute of Dental Sciences por me encorajar a iniciar a investigação e por me apoiar em todas as actividades.

É com grande prazer e honra que expresso a minha sincera gratidão aos meus amados professores, **Prof. (Dr.) Manju R, Prof. (Dr.) Y Rajmohan Shetty, Prof. (Dr.) Amarshree Shetty, Dr. Nikita Lolayekar, Dr. Srikala Bhandary, e Dr. Mohammed Shaji,** pela sua inspiração, encorajamento e conselhos oportunos durante todo o meu período de curso.

Estou sempre grato aos meus queridos amigos **Dr. Anish K Lagisetti, Dr. Revathi G Sekhar, Dr. E. Sneha, Dr. Priyanka Udeshi, Dr. Anjhana, Dr. Devika J Nair, Dr. Deepthi Biswas, Pranav Konduru e Dr. Swathi Shukla** por estarem sempre comigo durante os meus altos e baixos.

Agradeço aos meus juniores **Dr. Prachi Suman** e **Dr. Krishna Balaraj** pela sua constante ajuda e apoio ao longo de todo o processo.

*Agradeço aos meus companheiros de grupo **Dr. Rachaitha Chhabra, Dr. Harikrishnan S Nair, Dr. Rohan Sharma** e **Dr. Natasha Agarwal** pela sua ajuda, que foi de facto indispensável.*

Estou grato a todos os meus outros amigos pelo seu apoio sem fim a mim neste esforço.

*Por último, mas não menos importante, um agradecimento especial aos meus **seniores Dr. Sherin, Dr. Ankit, Dr. Nikitha, Dr. Anisha, Dr. Adrija, Dr. Lekshmi, Dr. Tanvi, Dr. Priyanka, Dr. Minu, Dr. Parvathy, Dr. Momeka, Dr. Vaisakh,** e aos meus **juniores Dr. Cynthia, Dr. Meghna, Dr. Unais, Dr. Geethu** e **Dr. Shivani** pelo seu inestimável apoio e ajuda.*

Gostaria de agradecer a todos aqueles que têm sido uma mão amiga de maneiras notado e desapercebido.

Dra. Anusha Yerra

1. INTRODUÇÃO

As perturbações respiratórias durante o sono estão em foco tanto na medicina como na medicina dentária das últimas décadas. Estes são geralmente considerados como ronco, síndrome de resistência das vias aéreas superiores e apneia obstrutiva do sono.

A síndrome da apneia obstrutiva do sono é um problema amplamente prevalecente nas crianças. O ronco é observado em 3 a 12% das crianças, enquanto a síndrome da apneia obstrutiva do sono afecta 1 a 10% das crianças. Pode ocorrer em crianças de todas as idades, desde recém-nascidos a adolescentes e tem consequências médicas, psicológicas e sociais significativas, que podem dificultar a qualidade de vida e ser potencialmente fatais.

O termo apnoea (da palavra grega - sem respiração) significa paragem da respiração durante 10 segundos ou mais, enquanto que hipopneia se refere a uma redução superior a 50% do fluxo de ar durante mais de 10 segundos. Quando 30 ou mais episódios de apneia e hipopneia ocorrem no decurso de sete horas de sono, resulta em sonolência excessiva durante as horas normais de vigília; também conhecida como síndrome da apneia do sono.

O som do ronco é produzido pela vibração do palato mole ou outros tecidos orofaríngeos. **Cote EF** afirmou que pode tornar-se uma preocupação médica porque é um sintoma chave da síndrome da apneia obstrutiva do sono (OSAS).[1]

Esta síndrome, tal como mencionada por **Liu Y, Zeng X, Fu M e Huang X,** caracteriza-se por uma cessação do fluxo de ar criado pela respiração através da via aérea superior, enquanto o movimento do diafragma continua.[2]

Miles PG, Nimkaran Y, Lceuw BJ demonstraram que o colapso repetido das vias aéreas superiores resulta na dessaturação do oxigénio. Num estudo de sono nocturno (Polissonografia), observou-se que a apneia obstrutiva do sono causou perturbações do sono e hipoxemia. Têm estado implicados no comprometimento da memória, concentração, capacidade intelectual e desenvolvimento da personalidade e humor perturbados.[3]

A respiração pediátrica com distúrbios do sono é uma respiração contínua, com ronco primário numa extremidade, e obstrução completa das vias aéreas superiores, hipoxemia, e hipoventilação obstrutiva na outra. Existe apoio estatístico para uma associação entre a desarmonia craniofacial e a respiração pediátrica com distúrbios do sono.

Os sintomas de distúrbios respiratórios do sono pediátricos foram principalmente associados às características morfológicas de uma face longa e estreita, resistência respiratória nasal (alergias, constipações frequentes), e respiração bucal. O papel do dentista também se tornou relevante na detecção precoce de factores de risco anatómicos ou de sintomas relacionados com o distúrbio respiratório do sono. Todos os prestadores de cuidados de saúde podem avaliar se um paciente tem, ou está em risco de desenvolver, sintomas de distúrbios respiratórios do sono, anotando factores associados a estes relatados pelos pais ou pacientes e realizando um exame clínico completo. Assim, se um profissional de saúde notar sinais e sintomas de distúrbios respiratórios do sono, a criança deve ser encaminhada para um especialista em medicina do sono em conjunto com um dentista, se houver anomalias dentoesqueléticas.

O tratamento da apneia obstrutiva do sono tem como objectivo melhorar a ventilação; e isto pode ser conseguido através de vários métodos médicos e cirúrgicos. O método mais comum utilizado é o CPAP (pressão de ar positiva central). Ele envia um fluxo contínuo de ar sob pressão positiva que é ajustado para cada criança que o utiliza, para manter a garganta aberta durante toda a noite.[1] Outras alternativas de tratamento incluem a perda de peso, controlo da postura do sono e cirurgias. Vários dispositivos orais também têm sido utilizados como modalidade de tratamento. Nesses casos, o pedodontista pode participar no alívio ou cura dos sintomas.[2]

Contudo, é apenas desde as últimas duas décadas que esta desordem tem recebido a atenção de especialistas clínicos, com o pedodontista a desempenhar um papel significativo na gestão desta doença. O rápido reconhecimento e encaminhamento para tratamento ajudará a minimizar as complicações que ameaçam a vida. Além disso, o recente desenvolvimento no diagnóstico e gestão da apneia obstrutiva do sono ajudou a tratar inúmeros pacientes ao longo das últimas duas décadas.[1, 2]

Uma perspectiva histórica

A **primeira instância de O. S. A** foi **discretamente** descrita **por Charles Dickens em** The Pickwick Papers **em** 1861, que **descreve um** personagem que **era obeso, com a** cabeça afundada no peito, **que** tinha o **hábito** de **fumar e,** mais **importante,** tinha um **sono** deficiente e um hábito de ressonar, **tal como** declarado por **Dement, William C.**

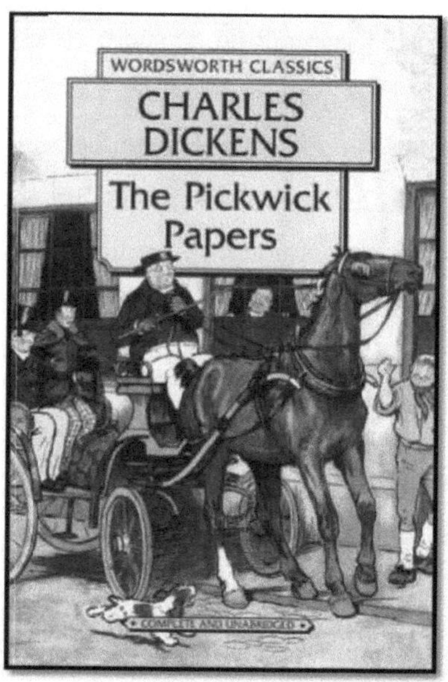

Fig **1**: Os papéis Pickwick de Charles Dickens

As características da **apneia obstrutiva do sono** foram **descritas** no jornal do **século XIX por Broadbent** numa **edição de** 1877 do The Lancet.

Ele descreveu a Apneia Obstrutiva do Sono como "haverá um silêncio perfeito através de dois, três, ou quatro períodos respiratórios, nos quais há movimentos torácicos ineficazes; finalmente, o ar entra com um alto cheiro, após o qual há várias inspirações profundas compensatórias".

Em 1889, **William Hill** reconheceu esta síndrome como ilustra a sua seguinte declaração: "O miúdo estúpido e preguiçoso que sofre frequentemente de dores de cabeça na escola, respira pela boca em vez do nariz, ressona, fica agitado à noite e acorda com a boca seca pela manhã, é bem digno da atenção solícita do oficial médico da escola".[4]

William Osier declarou-o como "um fenómeno extraordinário em jovens excessivamente gordos é uma tendência incontrolável para dormir".

A investigação sobre o sono foi activamente prosseguida por **Aserinsky TR, Dement WC, Kleitman N** em 1957. Eles apresentaram as suas opiniões sobre a inter-relação entre obesidade, hipersomnolência, hipoventilação alveolar e corpulmonale. Acreditavam que a hipercarbia respiratória persistente era secundária a um esforço respiratório inadequado produzido por um tipo de narcose de dióxido de carbono, que deprimia o centro respiratório resultando em sonolência extrema. Uma descrição clássica do encefalograma eléctrico (EEG) nos padrões de movimento ocular do sono nocturno em humanos, usando os termos sono REM na descrição da natureza cíclica do sono REM e não REM, foi descrita por eles.[5]

Koopman CF e Moran WB reforçaram o estudo de Dement observando que os períodos de actividade EEG rápido de baixa voltagem e REM eram acompanhados de relaxamento postural.

Inicialmente a investigação do sono ocorreu como uma actividade independente entre os cientistas. O aparecimento da medicina do sono começou com um grupo de cientistas com um foco comum na investigação do sono, formando uma sociedade de investigação do sono em 1961 conhecida como Association of Professional Sleep Society (APSS).

A primeira descrição de respiração anormal com demonstração poligráfica foi feita em França, em 1965, num estudo de doentes com síndrome de Pickwickian.[6]

Gastaut H, Tassinari CA, Duron B observou que alguns pacientes, chamados Pickwickicms, tinham uma combinação de obesidade, edema, sintomas cardíacos, e sono agitado e apresentavam padrões respiratórios anormais durante o sono.

A década seguinte foi dedicada à intensa decifração da síndrome de Pickwician. Foi relatado que a traqueostomia poderia reduzir o padrão respiratório anormal destes pacientes.[7]

Chervin RD, Guilleminault L em 1973 descreveu a síndrome da apneia obstrutiva do sono (OSAS). Este grupo também criou a primeira clínica de sono na Universidade de Stanford para estudar pacientes com queixas de sono.[8]

Em 1976, **Tilkian BC e Bahaninuam A** relataram as alterações hemodinâmicas secundárias à apneia induzida pelo sono e demonstraram que as irregularidades respiratórias periódicas durante o sono são responsáveis pela mesma alteração cardiopulmonar que se encontra na síndrome de hiperventilação crónica. Também descreveram a presença de arritmias cardíacas nestes pacientes e a reversão após a traqueostomia.

No início da década de 1980, uma acumulação de casos pediátricos demonstrou que os sintomas associados à AOS também eram vistos em crianças pré-púberes sem apneia, tal como medidos nos registos poligráficos nocturnos.[9]

Pensou-se inicialmente que os aspectos etiológicos da AOS estavam relacionados com a obesidade e as amígdalas e adenóides aumentadas. O **carregador JA, Hillman DR** relatou que durante a apneia obstrutiva do sono surgiu uma invaginação das paredes laterais faríngeas. As paredes laterais e posteriores da faringe entraram em colapso logo abaixo da entrada orofaríngea, levando à obstrução.[10]

Moran DR, Rundell OH, Jones IOC em 1990, descobriu que os pacientes exibiam AOS grave quando adormeciam num polissonógrafo, mas sem hipersomnolência quando acordados. Também notaram diferenças entre os grupos sintomáticos e assintomáticos, onde os pacientes apneicos do sono eram obesos com níveis de saturação de oxigénio mais baixos.[11]

Em 1993, **Young T, Palta M, Denspey J**, relatou a primeira estimativa fiável da prevalência populacional de apneia obstrutiva do sono em adultos: 4% nos homens e

2% nas mulheres. Dois anos mais tarde, foi desenvolvido um Estudo de Saúde do Coração do Sono para investigar a associação epidemiológica da respiração perturbada pelo sono com doenças cardiovasculares.[12]

No início do novo milénio, os dentistas desenvolveram interesse na AOS quando os dispositivos dentários se revelaram úteis para os pacientes. Uma revisão influente da terapia com aparelhos orais para a AOS pela Associação Americana de Doenças do Sono (ASDA), assinalou a entrada da medicina dentária na medicina convencional, como declarado por **Schmidt W, Nowara SD.**[13]

2. ANATOMIA DO SISTEMA RESPIRATÓRIO

As vias respiratórias são as partes **do** sistema respiratório através das **quais o ar flui, para ir** do ambiente **externo** para os **alvéolos, para** facilitar a oxigenação **do** sangue **com uma** remoção **concomitante de** dióxido de carbono e outros **resíduos** metabólicos **gasosos da circulação. O** sistema - também ajuda **a manter** o **equilíbrio** ácido-base do corpo através **da remoção eficiente de dióxido de carbono do sangue, como** mencionado pela **Hatse DT, Piddly CP.**[14]

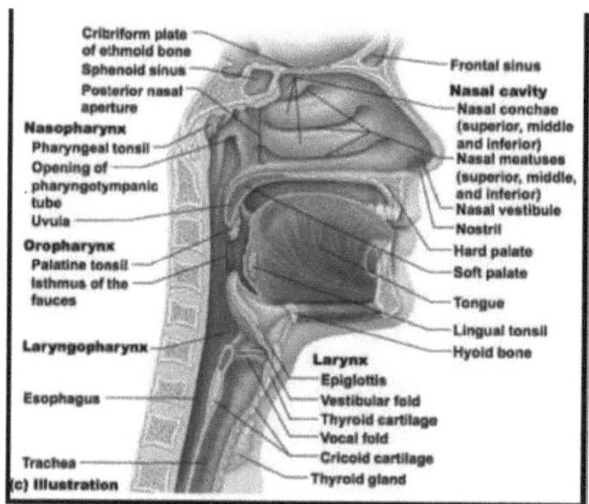

Fig 2: Anatomia **do** sistema **respiratório**

O sistema respiratório pode ser convenientemente subdividido em **tracto respiratório superior** (ou zona **condutora**) **e** tracto **respiratório inferior** (zona respiratória), traqueia e pulmões.

Zona superior do tracto respiratório/zona condutora:

A **zona condutora** começa com as narinas (**narinas**) **do** nariz, que se abrem **para a** faringe. **A** faringe humana está convencionalmente dividida em três **secções:**

Nasofaringe:

A nasofaringe encontra-se por detrás da cavidade nasal. Postero-superior, estende-se desde o nível da junção dos palatos duro e macio até à base do crânio, lateralmente para incluir a fossa de Rosenmuller. A parede inferior é constituída pela superfície superior do palato mole.

Orofaringe:

A orofaringe encontra-se por detrás da cavidade oral. A parede anterior é constituída pela base da língua e pela vallecula. A parede lateral é constituída pelos pilares amígdala, fossa amígdala e fossa amígdala (faucial). A parede superior é constituída pela superfície inferior do palato mole e a úvula aproximadamente ao nível do Cl.

Laringofaringe:

A laringofaringe, também conhecida como hipofaringe, corresponde aproximadamente aos níveis entre C3 e C6; inclui a junção faringo-esofágica (área pós-cricóide), o seio piriforme, e a parede faríngea posterior.

Tal como a orofaringe acima dela, a hipofaringe serve de passagem para comida e ar e é revestida com um epitélio escamoso estratificado.

Fica directamente anterior à epiglote vertical e estende-se até à laringe, onde as vias respiratórias e digestivas divergem. Nesse ponto, a laringofaringe é contínua com o esófago posteriormente. O esófago conduz alimentos e fluidos para o estômago; o ar entra na laringe anteriormente. Durante a deglutição, os alimentos têm o "direito de passagem", e a passagem de ar pára temporariamente.[10]

A laringe é constituída por uma estrutura de cartilagens e membranas fibroelásticas cobertas por uma folha de músculos e revestidas de membrana mucosa. Evoluiu como um mecanismo de válvula de protecção na extremidade superior da via aérea inferior, necessária por um cruzamento invulgar entre a via aérea e o canal alimentar. Funciona como uma válvula aberta na respiração, uma válvula parcialmente fechada na fonação, e como uma válvula fechada que protege contra a aspiração durante a deglutição, como declarado por **Fouke JM, Teeter JP, Strohl KP**[15]

A laringe estende-se desde a sua entrada oblíqua formada pelas pregas ariepiglóticas, a ponta da epiglote, e a comissura posterior até à borda inferior da cartilagem cricóide, e depois embate na laringofaringe.

A traqueia estende-se desde o bordo inferior da cartilagem cricóide até à carina, onde se divide nos brônquios principais do tronco. É formada por anéis cartilaginosos em forma de U anteriormente e é fechada posteriormente pelo músculo traqueal.

Zona respiratória inferior/respiratória:

A traqueia leva à cavidade torácica (peito) onde se divide em brônquios "haste principal" direita e esquerda. Os brônquios dividem-se ainda em divisões primárias, secundárias, e terciárias (primeiro, segundo e terceiro níveis).

Os bronquíolos levam à zona respiratória dos pulmões, que consiste nos bronquíolos respiratórios, nas condutas alveolares e nos alvéolos, os sacos multi-lobulares em que ocorre a maior parte das trocas gasosas, tal como declarado por **Schwab RJ, Gefter WB, Hoffman EA, et al.**[16]

A via aérea superior das crianças tem algumas diferenças características em relação à via aérea dos adultos. São elas:

- Nares estreitos

- O ângulo da mandíbula é mais obtuso

- Língua grande

- Paladar não ossificado

- Epiglote é grande, frouxo

- Laringe é mais anterior

- A posição da laringe é c3 no recém-nascido, c4-c5 aos 6 anos de idade e c5-c6 no adulto

- Cricóide estreito

- Mais brônquios horizontais

- Cordas vocais oblíquas

- Diafragma alto

- Costelas horizontais com uma caixa torácica muito maleável

- Diminuição do número de alvéolos

- O volume pulmonar é menor

- O tecido elástico nos pulmões está pouco desenvolvido

- Amígdalas grandes e adenoides[14]

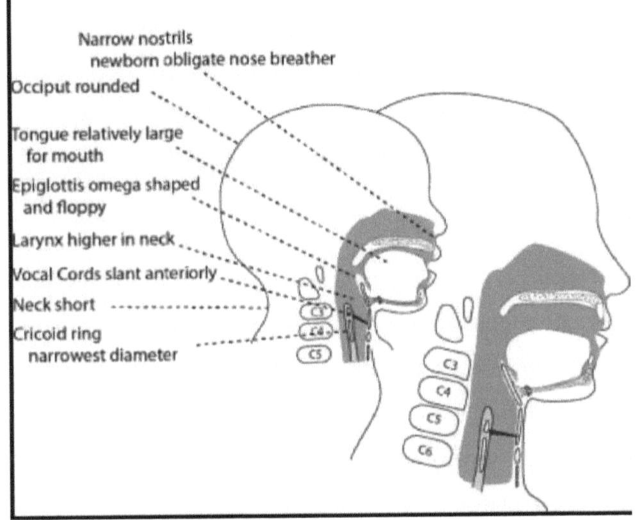

Fig **3**: Diferença **entre as** vias respiratórias **infantil** e **adulta**

É **devido a** estas **características que as vias respiratórias da** criança estão mais comprometidas em comparação com as dos **adultos** e, por isso, **tornam-se mais propensas** à OSA.

3. FISIOLOGIA DA RESPIRAÇÃO

A respiração ocorre sob o controlo do sistema nervoso autónomo a partir da parte do tronco cerebral, da medula oblonga e das pons. Esta área do cérebro forma o centro regulador da respiração, uma série de neurónios interligados dentro do tronco cerebral inferior e médio que coordenam os movimentos respiratórios. As secções são o centro pneumotóxico, o centro apneustico, e os grupos respiratórios dorsal e ventral.

Inalação:

A inalação é iniciada pelo diafragma e suportada pelos músculos intercostais externos. As respirações normais em repouso são de 10 a 18 respirações por minuto. O seu período de tempo é de 2 segundos. Durante a inalação vigorosa (a taxas superiores a 35 respirações por minuto), ou na aproximação da insuficiência respiratória, os músculos acessórios da respiração são recrutados para apoio. Estes consistem em esternocleidomastoideo, platysma, e os músculos da cinta do pescoço.

A inalação é impulsionada principalmente pelo diafragma. Quando o diafragma se contrai, a caixa torácica expande-se e o conteúdo do abdómen é movido para baixo. Isto resulta num maior volume torácico, o que por sua vez causa uma diminuição da pressão intratorácica. medida que a pressão no tórax cai, o ar move-se para a zona condutora. Aqui, o ar é filtrado, aquecido, e humidificado à medida que flui para os pulmões.

Davidson TM descreve que durante a inalação forçada, como quando se respira profundamente, os músculos intercostais externos e os músculos acessórios expandem ainda mais a cavidade torácica.[17]

Exalação:

Somers VK, Dyken ME, Skinner JL declararam que a exalação é geralmente um processo passivo, por mais activa ou forçada que a exalação seja alcançada pelos músculos abdominais e intercostais internos.

Os pulmões têm uma elasticidade natural; à medida que recuam do trecho de inalação, o ar volta a fluir até que as pressões no peito e a atmosfera alcancem o equilíbrio.

Durante a exalação forçada, como quando se apaga uma vela, os músculos expiratórios incluindo os músculos abdominais e os músculos intercostais internos geram pressão abdominal e torácica, o que força o ar a sair dos pulmões.[18]

Contudo, as variações anatómicas nas vias respiratórias superiores da criança (como mencionado acima) levam a um aumento da resistência das vias respiratórias nas crianças. Os músculos intercostais fracos e o tecido elástico pouco desenvolvido dos pulmões diminuem a conformidade pulmonar. Isto resulta no encerramento das vias aéreas durante a ventilação normal das marés, devido ao qual o tempo de enchimento dos alvéolos e a troca de gases respiratórios se torna mais curto. Isto aumenta o trabalho de respiração nas crianças e, consequentemente, estas mantêm uma ventilação alveolar adequada, mantendo um aumento da frequência respiratória. Também a capacidade residual funcional é menor nas crianças quando comparada com a dos adultos. Todas estas características conduzem ao desenvolvimento de hipoxia e apneia frequentes em crianças.[14]

4. FISIOLOGIA DO SONO

O sono é definido como uma fase de inconsciência a partir da qual uma pessoa pode ser despertada por estímulos sensoriais apropriados ou outros. O comportamento dos mamíferos é melhor descrito em três fases distintas.

1. Vigilância

2. Dormir em ondas lentas.

3. Sono REM (Movimento Oftalmológico Rápido)

O sono REM e a onda lenta ocorrem ambos durante o sono, mas têm vias neuropatológicas claramente diferentes envolvendo diferentes mediadores (serotonina e acetilcolina) e recebendo a entrada de múltiplos níveis a partir do cérebro. Cada noite, uma criança passa por fases de dois tipos diferentes de sono que se alternam entre si.

Dormir em ondas lentas/ Sono não-REM:

Neste tipo de sono, as ondas cerebrais são lentas. A maior parte do sono é do tipo de ondas lentas, que são profundas e repousantes. A pessoa experimenta este tipo de sono imediatamente durante a primeira hora de sono.

O período de sono não-REM (NREM) é composto pelas fases 1-4 e dura de 90 a 120 minutos, cada fase dura entre 5 a 15 minutos. Surpreendentemente, porém, as Etapas 2 e 3 repetem-se ao contrário antes de se atingir o sono REM. Assim, um ciclo de sono normal tem este padrão: acordar, fases 1, 2, 3, 4, 3, 2, REM. Normalmente, o sono REM ocorre 90 minutos após o início do sono.

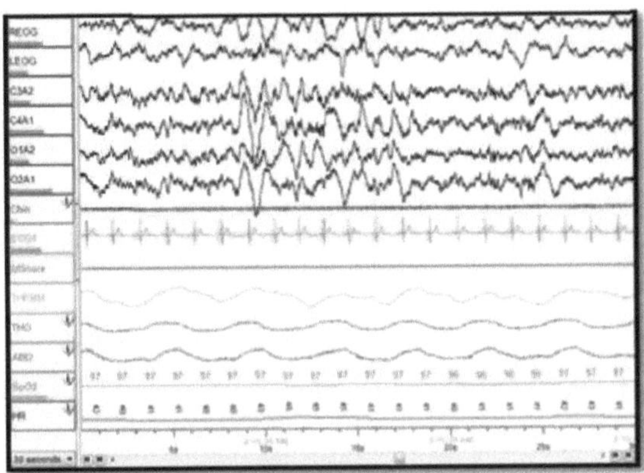

Fig 4: Estágio lento do sono

A fase lenta do sono **está dividida** em **4 fases**:

A **primeira** fase do sono lento **é caracterizada** por um **sono leve**. A **voltagem** do EEG **torna-se muito lenta** e esta é quebrada **por fusos de** sono que são pequenas ondas alfa em forma de fuso que ocorrem **periodicamente**.

Na 2ª, 3ª e 4ª **fase do** sono de ondas curtas é caracterizado por **ondas** delta. **Hudge DW, Hendricks C** mostraram **que** a frequência **do** EEG se torna progressivamente mais lenta até atingir uma frequência **de apenas 2** ou 3 ondas **por** segundo.

Etapa 1

Etapa **1 sono, normalidade,** é frequentemente descrito **asfirst** inthesequence, **especialmente** nos **modelos em que o** despertar **não** está incluído. **A polissonografia mostra** um

50% de redução da actividade entre a vigília e a fase 1 do sono. Os olhos são fechados durante a fase 1 do sono, mas se despertada, uma pessoa pode sentir-se como se não tivesse dormido. A fase 1 pode durar de cinco a 10 minutos.

Etapa 2

A fase 2 é um período de sono leve durante o qual as leituras polissonográficas mostram picos e vales intermitentes, ou ondas positivas e negativas. Estas ondas indicam períodos espontâneos de tónus muscular misturados com períodos de

17

relaxamento muscular. O tónus muscular deste tipo pode ser visto noutras fases do sono como uma reacção a estímulos auditivos. O ritmo cardíaco abranda, e a temperatura corporal diminui. Nesta fase, o corpo prepara-se para entrar em sono profundo.

Fases 3 e 4

Estas são fases de sono profundo, sendo a fase 4 mais intensa do que a 3. Estas fases são conhecidas como sono de onda lenta, ou sono delta. Durante o sono de onda lenta, especialmente durante a Fase 4, o electromiograma regista ondas lentas de alta amplitude, indicando um padrão de sono profundo e continuidade rítmica.[19]

O sono REM:

Durante este tipo de sono, os olhos são submetidos a movimentos rápidos, devido ao facto de que a pessoa está a dormir. Episódios de sono REM ocorrem durante o sono e ocupam cerca de 25% do nosso tempo de sono. Este tipo de sono não é repousante, reaparece após cerca de 90 minutos e está normalmente associado a sonhar.

O sono REM **é** distinguível **do sono NREM** pelas **alterações nos** estados fisiológicos, **incluindo os** seus **característicos** movimentos **oculares** rápidos. **No entanto**, os polissonogramas mostram padrões de **ondas no sono** REM semelhantes aos **da Fase** 1 do **sono.**

Em sono normal (em pessoas sem **perturbações do sono-despertar ou** perturbações do **comportamento** REM), o **ritmo** cardíaco **e a respiração** aceleram e tornam-se **erráticos,** enquanto o **rosto, os dedos e as pernas** podem **contrair-se. Sonhos** intensos ocorrem **durante o** sono REM como **resultado de uma actividade cerebral** elevada, **mas** a paralisia ocorre simultaneamente nos **principais grupos musculares** voluntários, incluindo os **músculos submentais (músculos do** queixo e do **pescoço).**

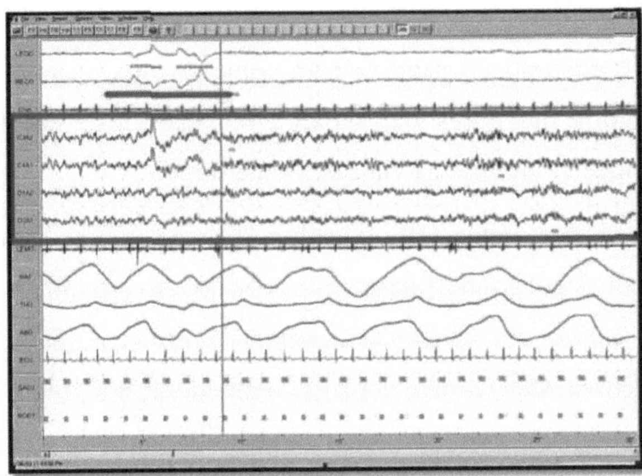

Fig **5**: **Fase** REM do **sono**

Porque o REM **é uma mistura de** estados **encefálicos (cérebro)** de excitação e imobilidade muscular, **é por vezes** chamado **sono** paradoxal. O primeiro período de REM dura tipicamente 10 minutos, com cada fase REM recorrente a prolongar-se, e o último a durar uma hora.

A apneia obstrutiva do sono é quase exclusivamente uma doença dos seres humanos. A base teleológica para a selectividade das espécies foi teorizada para ser a aquisição da fala, que está necessariamente associada a uma via aérea superior mais complacente, como demonstrado na falta de suporte rígido do osso hióide que é específico do ser humano.

A colapsabilidade inerente conferida pela estrutura da via aérea superior é demonstrada pela observação de que o início do sono em pessoas saudáveis está associado ao aumento da resistência das vias aéreas e à evidência radiográfica do - estreitamento das vias aéreas superiores.

Durante o sono normal, vários mecanismos de protecção mantêm a patência parcial da via aérea superior. A actividade tónica e faseada de mais de 20 músculos esqueléticos subjacentes à mucosa faríngea desempenham um papel na dilatação das vias aéreas e no endurecimento das paredes. Esta actividade é ainda mais embotada durante a atonia muscular associada ao sono REM.

Rearden MM, Teachers PJ demonstraram que as respostas do quimiorreceptor às tensões de oxigénio e dióxido de carbono no sangue, bem como os mecanismos reflexos locais, tais como a pressão negativa das vias aéreas associada à inspiração forçada; também modulam a actividade muscular na via aérea superior.[20]

Estudos de imagem e endoscópicos por **Jones OR, Girefter WB** mostraram que durante a vigília e o sono, os pacientes com apneia obstrutiva do sono têm um lúmen superior das vias aéreas de menor calibre em comparação com os controlos normais. A ressonância magnética volumétrica sugere que a maior parte do tecido mole responsável, que pode não ser inteiramente explicado pelo depósito de gordura, tem origem na língua e nas paredes laterais da faringe.[21]

Como um possível mecanismo compensatório para esta via aérea anatomicamente comprometida, os pacientes com apneia obstrutiva do sono aumentaram a actividade electromiográfica dos músculos dilatadores faríngeos durante a vigília **(Fogel RB, Malhotra A, Pilar G, et al).**[22]

5. *FISIOPATOLOGIA DA APNEIA OBSTRUTIVA DO SONO*

A transição para o estado de sono resultará normalmente em elevações da resistência superior das vias aéreas, principalmente ligadas a reduções no diâmetro das vias aéreas resultantes da redução do tom do dilatador faríngeo e dos músculos constritivos.

Nas crianças, a anomalia cardinal associada ao aumento da probabilidade de AOS é a presença de hipertrofia adenotonsilar. Isto não é surpreendente porque o impacto anatómico da via aérea superior pelo tecido linfóide das vias aéreas superiores aumentará substancialmente a resistência faríngea e acabará por resultar num colapso episódico das vias aéreas característico da AOS.

As adenoides, que estão localizadas no telhado da nasofaringe, alargam-se desde a infância até à infância e subsequentemente diminuem progressivamente de tamanho durante a adolescência e a idade adulta. Da mesma forma, o tecido das amígdalas crescerá na primeira infância, e apesar das suposições anteriores de que as amígdalas e o tecido adenoidal tendem a aumentar a um ritmo superior ao da estrutura óssea da nasofaringe durante a primeira infância, resultando numa redução global do diâmetro das vias aéreas durante este período de desenvolvimento.

Foi recentemente demonstrado por **Arens e et al** que, em crianças normais, o crescimento de tais tecidos é proporcional ao crescimento somático da via aérea, e que qualquer desvio de tais trajectórias paralelas seria anormal. Além disso, a ressonância magnética das estruturas das vias aéreas superiores confirmou que as crianças com AOS têm adenóides e amígdalas significativamente maiores do que os controlos e que a área de sobreposição espacial entre amígdalas e adenóides fornece a região de menor diâmetro nestas crianças e, portanto, o local provável para o colapso das vias aéreas superiores.

No entanto, como a presença de tecidos adenotonsilares acentuadamente aumentados pode nem sempre levar à AOS, foram postuladas interacções complexas entre a componente anatómica e outros elementos como o tónus superior das vias aéreas, o impulso respiratório, e outros, e tais interacções reflectem-se claramente na lista de condições associadas a um risco acrescido de AOS.

Por exemplo, a presença de uma anomalia craniofacial com estreitamento anatómico fixo das vias aéreas superiores predispõe à obstrução das vias aéreas e à OSA. Do mesmo modo, a presença de disfunção neuromuscular aumentará o risco de AOS.

Outros factores de risco principais incluem prematuridade, síndrome de Down, acondroplasia, paralisia cerebral, e espinha bífida. Outro factor potencial a desempenhar um papel na fisiopatologia da apneia obstrutiva do sono é o comprimento do segmento dobrável da via aérea superior.

Foi recentemente demonstrado que durante a puberdade, as vias respiratórias superiores tornam-se mais longas nos rapazes do que nas raparigas (parcialmente devido à descida laríngea), o que pode explicar parcialmente a prevalência semelhante da AOS em rapazes e raparigas pré-púberes, mas uma prevalência substancialmente mais elevada em homens adultos. Finalmente, a presença de obesidade aumenta claramente o risco de desenvolvimento da AOS em crianças. De facto, a epidemia emergente de obesidade na infância é susceptível de acrescentar um aumento substancial à prevalência da AOS em crianças e as interacções entre estas duas condições são susceptíveis de amplificar as morbidades da AOS e da obesidade por si só.[23]

Hipertrofia adenotonsilar
Obesidade
Afro-americano
Rinite alérgica
Asma
Micrognatia
Síndrome de Down
Sindromes craniofaciais (Treacher-Collins, hipoplasia facial média, síndrome de Crouzon, síndrome de Apert, sequência de Pierre Robin, etc.)
Achondroplasia
Mucopolissacaridoses
Macroglossia
Doença das células falciformes

Myelomeningocele
Paralisia cerebral
Doenças neuromusculares (distrofia muscular de Duchenne, atrofia muscular espinal, etc.)
Reparação de fendas palatinas e retalho velofaríngeo
Corpo estrangeiro
Hemangioma vascular e outros tumores
Obstrução naso-septal
Prematuridade

Fig **6**: Condições associadas à apneia **obstrutiva do sono** em **crianças**

Sensibilidade ao reflexo quimio e resposta à Hipercapnia, Hipoxia e Apneia:

Gelfand R, Lambertsen CJ observou que **os reflexos** quimiológicos medeiam a resposta ventilatória à hipercapnia e à hipoxemia. **Os receptores quimio** periféricos, os mais **importantes** dos **quais estão** localizados nos corpos **carotídeos das artérias** carótidas internas, respondem principalmente à **tensão do** oxigénio no sangue, enquanto que os receptores quimio centrais do tronco cerebral são mais sensíveis ao **dióxido de** carbono e ao equilíbrio ácido-base. **Mesmo** em crianças saudáveis **a resposta quimiorreceptora é embotada** durante o sono em **comparação** com a **vigília, levando a** alterações modestas **nas** tensões dos gases sanguíneos (aumento da pressão parcial de dióxido de carbono de 2 a 6 mm Hg e diminuição da saturação de oxigénio até 2%).[24]

Narkiewicz K, van de Borne PJ, Pesek, et al estudaram que, em comparação com as crianças sem apneia do sono; os doentes com apneia obstrutiva do sono aumentaram a sensibilidade periférica ao reflexo quimio, resultando num aumento da resposta do ventilador à hipoxemia.[25]

Somers VK, Dyken ME, Clary MP, et al observaram que este aumento da resposta é evidente mesmo durante os níveis normais de oxigénio e, em virtude das ligações nervosas simpáticas com os corpos carótidos, contribui para o aumento do tráfego simpático à vasculatura do músculo esquelético durante a vigília diurna em crianças com apneia obstrutiva do sono.[26]

Variações na Pressão Intrathorácica:

Uma marca fisiológica da apneia obstrutiva do sono é a acentuada redução da pressão pleural que está relacionada com os esforços respiratórios contra uma via aérea estreita ou colapsada. As pressões pleurais, por vezes profundamente negativas, têm importantes efeitos mecânicos, neurais e circulatórios agudos.[19]

Controlo Circulatório Neural durante a Apneia Obstrutiva do Sono:

A activação e vasoconstrição vascular simpática mediada por quimio-reflexo intensifica-se à medida que a apneia progride, em associação com o aumento da pressão arterial. A retomada da respiração parece suprimir instantaneamente a actividade simpática, por pelo menos 2 razões:

1. **A** ventilação pulmonar activa **os mecanorreceptores torácicos** sensíveis ao estiramento mediados vagalmente, resultando em inibição simpática.

2. **Além disso**, o aumento **da pressão** sanguínea activa **os barorreflexos** para suprimir o impulso simpático.

Sequência de eventos durante um ciclo de sono num paciente apnoeico:

Há duas razões principais que **contribuem** para o início **de** um **episódio** apnoeico durante um ciclo de sono normal.

Estes **são:**

1. Falta **de** tónus **muscular** 2. Gravidade

Horner RL, Mohiaddin RII, Lowell DG, et al demonstraram **que durante** o sono, **especialmente** no sono **REM** (rapid **eye** movement), quando o **corpo** relaxa, **e os tecidos musculares** como a língua **e o** palato mole **perdem a** sua **ligeira rigidez,** a gravidade puxa estes tecidos para a **parte de trás** da **garganta** e fecha **a via aérea** superior.[27]

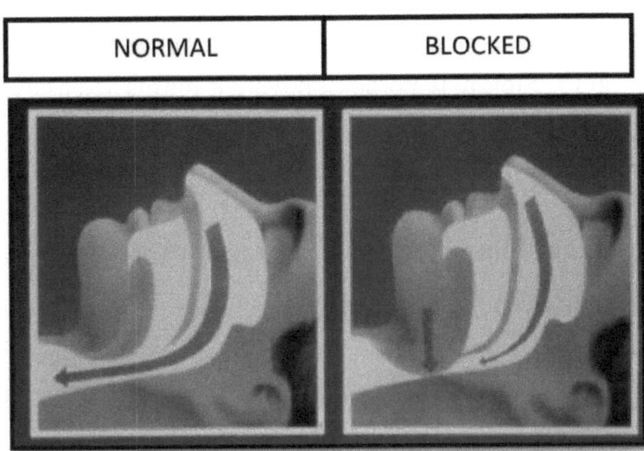

Fig 7: Descrevendo a respiração normal e obstruída

O ronco, tal como definido pelo **Colt HG**, é um sintoma mais frequentemente associado à OSA e acontece quando a via aérea superior fica parcialmente obstruída. À medida que o ar se move através do espaço limitado, faz vibrar os tecidos moles da garganta, úvula, e palato mole. Estas vibrações criam o som que reconhecemos como ronco. Em vez de um fluxo constante de ar, um roncador recebe pequenos "bafejos" de ar. Estes tragos não fornecem tanto oxigénio fresco como uma boa e forte respiração. Quando estes tecidos obstruem completamente as vias respiratórias superiores, impedem a respiração. Na verdade, funciona para asfixiar o adormecido.

O adormecido acorda o suficiente para recuperar o controlo da via aérea superior, respirar novamente, e depois voltar a adormecer. Isto acontece de dezenas a centenas de vezes por noite para as pessoas com O.S.A., mas normalmente não se lembram de acordar.

Cada obstrução priva o corpo de oxigénio e obriga-o a reter o dióxido de carbono que normalmente exalaria. Quando o corpo dispara "alarmes" de que necessita de mais oxigénio, o cérebro acorda o adormecido, a respiração recomeça, e o indivíduo volta a adormecer até que ocorra a próxima obstrução. Estas obstruções aumentam o ritmo cardíaco, aumentam a pressão arterial, e eventualmente enfraquecem o sistema de resposta automática do corpo, resultando em apneia e hipopneia cada vez mais graves.

O breve despertar que as pessoas com S.O.A. também diminuem a sua qualidade de sono, resultando na privação do sono. Sintomas como sonolência diurna excessiva, má concentração, memória fraca, e mesmo depressão são comuns às pessoas com S.O.S.A.

Com cada evento de excitação, o tónus muscular da língua e dos tecidos das vias aéreas aumenta. Este aumento do tónus alivia a obstrução e termina o episódio apnoeico. Logo após o paciente adormecer, a língua e os tecidos moles voltam a **relaxar, com a** consequente **obstrução** total **ou** parcial e ronco alto.

Ciclos **de** sono, **ronco**, obstrução, excitação **e sono ocorrem** durante toda **a** noite. Alguns doentes com apneia **grave** podem **ter episódios de** obstrução das **vias aéreas superiores** uma **centena** ou mais de **vezes numa** hora. Os excitamentos **múltiplos** com **fragmentação do** sono **são** a causa **provável de** sonolência **diurna** excessiva em pacientes com apneia obstrutiva do **sono.**[28]

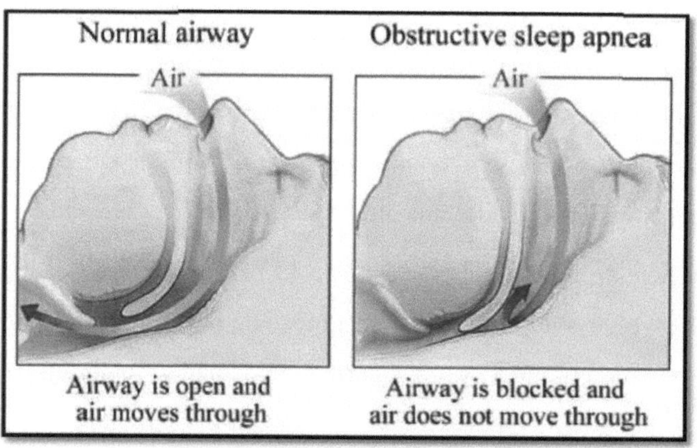

Fig **8**: Área **de obstrução num** doente apnoeico

Sítios de obstrução das vias aéreas:

A obstrução das vias aéreas **pode ocorrer** em muitas áreas da **nasofaringe**, da **orofaringe** e da **hipofaringe. Embora a** contribuição dos **pólipos** nasais e do desvio **septal** para a apneia obstrutiva do sono permaneça **controversa**, alguns investigadores acreditam **que a** obstrução nasal parcial **ou** total pode levar à

hipopneia e à **apneia.**

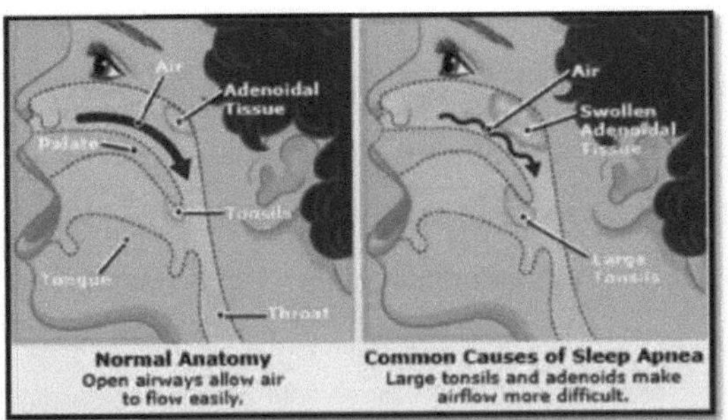

Fig 9: Obstrução **por causa de** amígdalas **aumentadas**

Muitas crianças com hipertrofia **adenotonsilar documentada** nunca apresentam sintomas de **AOS. Esta descoberta** sugere que **a etiologia da AOS em crianças pode** resultar de **uma** complexa interacção entre a **hipertrofia adenotonsilar e a** perda **do** tónus neuromuscular. As crianças com síndromes **craniofaciais** têm **variações** anatómicas fixas que as predispõem **à obstrução das vias aéreas, enquanto que nas** crianças com doença neuromuscular, a obstrução é causada por hipotonia.[29]

Mais frequentemente, **a obstrução das vias aéreas** ocorre **na orofaringe. O tecido perifaríngeo redundante reduz** o tamanho **da** via aérea posterior, **o que aumenta** a **possibilidade de obstrução durante o sono.** Um palato mole alongado e uma úvula **aumentada podem comprometer** ainda mais as **vias respiratórias. A base** da **língua** é **um** local **comum** de obstrução hipofaríngea **na apneia do sono. Spiegel K, Leproult R, Van Cauter E** observou que **os** pacientes com uma **mandíbula pequena ou em retracção correm um risco** acrescido **de obstrução. Ocasionalmente, a** obstrução pode ser causada **por** uma **língua** aumentada. **Neste** cenário**, a obstrução** ocorre quando a base **da** língua colide com a via aérea logo acima da glote.[30]

A OSA tem uma etiologia multifactorial, e a forma parece ser um factor importante para a patência das vias aéreas. Não se sabe se as crianças com um padrão facial vertical são mais "resistentes" ao colapso das vias aéreas devido à correlação com uma via aérea elíptica transversal. Também não significa que sejam "imunes" a doenças obstrutivas das vias respiratórias.

Os pacientes braquifaciais com um ângulo plano mandibular plano que são retrognáticos ou bimaxilares retrusivos e com um baixo hióide podem correr maior risco de apneia do sono ou outros distúrbios obstrutivos do sono mais tarde na vida se se determinar que uma morfologia das vias aéreas associada é mais "arredondada" na configuração.[31]

6. *SINTOMAS DE APNEIA OBSTRUTIVA DO SONO*

O ronco é a **característica da** Apneia Obstrutiva do Sono **em** crianças. **No entanto, muitas crianças** podem **não** ter o **ronco como uma** queixa **importante mesmo** em **presença de obstrução grave das** vias respiratórias superiores.

Outras características **clínicas** associadas são

- Dificuldade em respirar durante o **sono**

- Respiração bucal durante o **sono**

- Sono inquietante

- Dores de cabeça matinais

- Irritabilidade

- Cianose

- Excesso de sonolência **diurna**

- **Atrasos no** desenvolvimento

- Enuresis

- Terrores adormecidos

- Infecções das vias aéreas superiores

- Sinusite

- Otitis media

- Falha em **prosperar**

Cor pulmonale

Em casos graves hipertensão **pulmonar**[29]

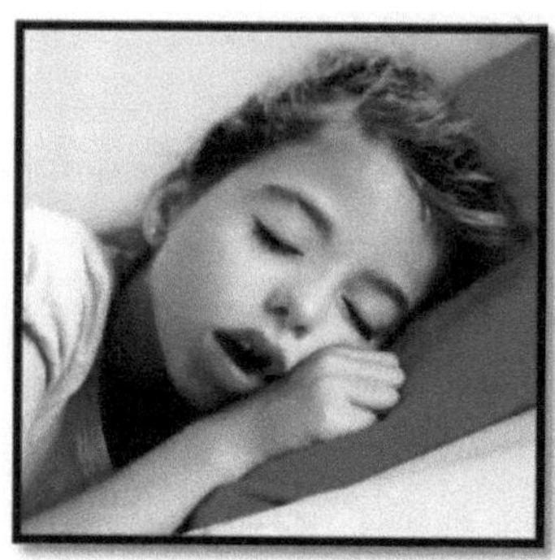

Fig 10: Respiração bucal durante o **sono**

7. SEQUELAS DE APNEIA OBSTRUTIVA DO SONO

As crianças com cinco anos ou mais apresentam geralmente problemas de comportamento, défice de atenção e incapacidade de prosperar. Em comparação com os adultos, menos crianças com OSA relatam sonolência diurna excessiva, com a notável excepção das crianças obesas. Em casos extremos de AOS em crianças, o cor pulmonale e a hipertensão pulmonar podem ser os problemas que apresentam.

Défices de crescimento:

O fraco crescimento e a incapacidade de prosperar são mais comuns em crianças com respiração perturbada pelo sono. A diminuição da produção de hormona de crescimento durante o sono fragmentado pode contribuir ainda mais para um crescimento fraco. O aumento da produção de urina resulta do desrespeito hormonal. Estas alterações são acompanhadas por níveis aumentados de catecolaminas e excitação frequente que contribuem ainda mais para a enurese.

Défices Comportamentais e Neuropsicológicos:

Comportamento e défices cognitivos podem ocorrer em crianças com AOS. A hipoxia nocturna intermitente acompanhada de frequentes excitações do sono resulta em fragmentação do sono. A consequência neuro-comportamental desta sequência é a alteração do comportamento e um fraco desempenho académico nas crianças. Défices comportamentais como a agressividade, ansiedade e hiperactividade são encontrados associados à AOS.[29]

Ann C. Halbower1, Mahaveer Degaonkar, Peter B. Barker, et al declararam dois achados primários: (A) os metabolitos neuronais em doentes pediátricos com AOS foram alterados no hipocampo e no córtex frontal direito, indicando possíveis lesões neuronais ligadas à AOS infantil grave, e (B) as crianças com AOS grave tinham um QI e funções de controlo executivo significativamente mais baixos em comparação com as crianças normais com idade, sexo, etnia, e estatuto socioeconómico e, portanto, podem ter impacto na capacidade da criança para aprender e adaptar-se a novos desafios, ou para actuar na escola.[32]

Alterações morfológicas craniofaciais:

Estudos em macacos e crianças demonstraram que a obstrução das vias aéreas superiores com respiração bucal pode induzir anomalias craniofaciais, que podem ser melhoradas ou normalizadas após tratamentos respiratórios com distúrbios do sono. As crianças que não melhoram tendem a ter um espaço aéreo orofaríngeo mais estreito e uma retrognatia mandibular. Os distúrbios respiratórios do sono podem induzir anomalias craniofaciais, que provavelmente aumentam ainda mais o seu risco. Isto requer a detecção precoce e o tratamento da respiração desordenada do sono em crianças. Sugere-se que a continuação da respiração com distúrbios do sono leva ao agravamento do padrão craniofacial ano após ano.[33]

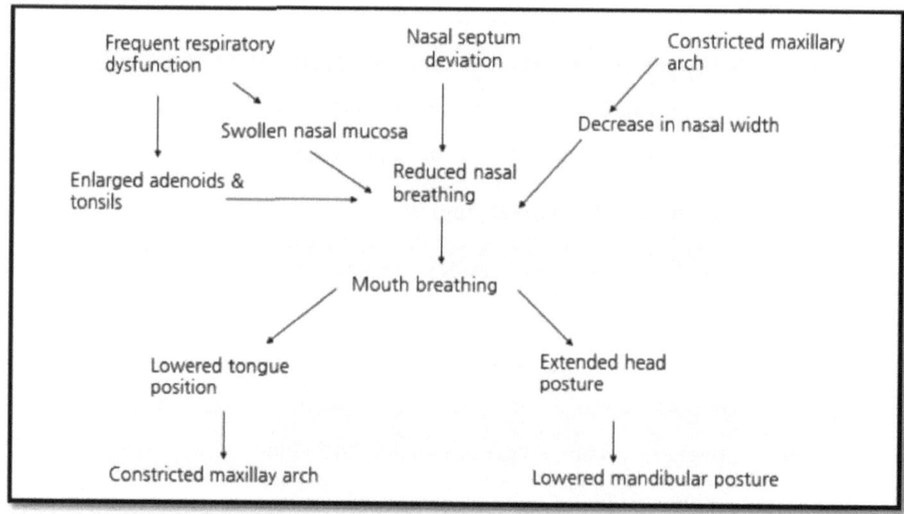

Fig 11: Influência da respiração perturbada pelo **sono** no crescimento orofacial

8. *DIAGNÓSTICO DA APNEIA OBSTRUTIVA DO SONO*

História e exame físico:

A apneia obstrutiva do sono pode ser diagnosticada e avaliada por métodos subjectivos (perceptíveis ou tendenciosos) e objectivos (factuais, baseados em dados empíricos). Um exemplo de um método subjectivo que mede os efeitos da apneia obstrutiva do sono nos pacientes seria a Escala de Sonolência Epworth. A Escala de Sonolência Epworth é um teste de auto-relato que estabelece a gravidade da sonolência. Os pais avaliam a probabilidade de o seu filho adormecer durante actividades específicas. Usando a escala de 0-3below, o risco de adormecer pode ser registado.[34]

Escala de Sonolência Epworth

0 = Improvável que adormeça
1   = Pequeno risco de adormecer
2   = Risco moderado de adormecer
3   = Elevada probabilidade de adormecer

Situação	Risco de Dozing
Sentar e ler	
Ver televisão	
Sentado inactivo num local público	
Como passageiro num carro a andar durante uma hora, sem pausas	
Deitado para descansar durante a tarde	
Sentar-se e falar com alguém	
Sentar-se calmamente depois do almoço, sem álcool	
Num carro, enquanto parado durante alguns minutos no trânsito	

Após classificar cada categoria, a pontuação total é calculada. O intervalo é de 0-24, sendo que quanto mais alta for a pontuação, mais sonolenta será a pontuação.

Pontuação:

0-9 = Sonolência diurna média

10-15 = Sonolência diurna excessiva

16-24 = Sonolência diurna moderada a severa

Se a quebra for ainda maior, a sonolência diurna excessiva é superior a 10. Os roncadores primários têm geralmente uma pontuação inferior a 10, e as crianças com apneia do sono moderada a grave têm geralmente uma pontuação superior a 16. De acordo com **Preston CB, Lampasso JD, Tobias PV** auto-declarado, medidas subjectivas como a Escala de Sonolência Epworth são geralmente combinadas com um historial médico completo.

A história inclui perguntas sobre:

1. Desempenho de trabalho,

2. Sonolência diurna,

3. Sesta,

5. Adormecer durante o horário escolar, e

6. Diminuição da memória.

É então realizado um exame físico para examinar as áreas de possível colapso das vias aéreas. No nariz, isto inclui o septo, turbinados, pólipos nasais, hipertrofia adenoideana, e nasofaringe (parte de trás do nariz). Na boca, o palato, as amígdalas e as paredes faríngeas são todos examinados. Finalmente, uma nasofaringoscopia flexível é normalmente realizada para examinar as vias respiratórias durante a respiração activa e as manobras simuladas de ronco. (O nasofaringoscopia é um tubo flexível de fibra óptica de aproximadamente 18 polegadas de comprimento e um oitavo de polegada de diâmetro com uma câmara na sua extremidade. A extremidade da câmara é inserida através da passagem nasal até à garganta superior ou faringe onde as acções da língua e do palato podem ser observadas).

Observação visual do sono:

A inspiração frustrada e lutadora, muitas vezes durante mais de 1 minuto, seguida por uma retomada ruidosa da respiração com excitação variável, é facilmente reconhecida uma vez vista. É importante observar o sono tanto na postura supina como na decúbito dorsal, uma vez que a obstrução que ocorre na postura supina pode ser simplesmente aliviada pelo treino de posição.

A oximetria de pulso é outro método simples de rastreio e também proporciona uma leitura contínua do ritmo cardíaco (um marcador de excitação). O equipamento modem permite o registo da saturação de oxigénio arterial e da frequência de pulso durante pelo menos 8 horas durante a noite e pode ser utilizado em casa.

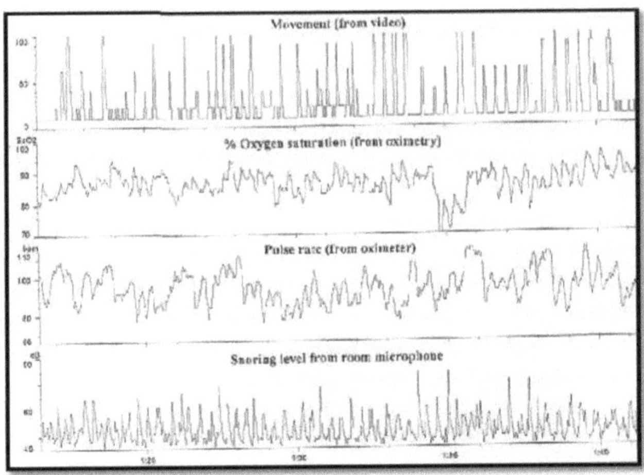

Fig **12**: **Monitorização** nocturna **usando oximetria e** gravações de vídeo. Um paciente com AOS **mostra o** típico **padrão de ronco/ silêncio/ronco em** associação **com movimentos** corporais e aumentos da frequência de pulso indicando **distúrbios do** sono e quedas na saturação de oxigénio, **mostrando que** a **obstrução** foi suficientemente má para interferir com a troca de gás.

Índice de massa corporal:

O índice de massa **corporal (IMC) do** paciente afecta directamente a predilecção pela apneia do **sono.** O IMC **é** calculado dividindo o **peso** da criança em quilogramas (kg) **pela** sua altura **em** metros quadrados (m^2).[35]

Avaliação das vias aéreas:

A avaliação **da via aérea começa na** língua **e** prossegue até à faringe **oral.** O estado da **língua, o** seu tamanho, **e as** alterações **anatómicas** relacionadas devem ser observados e anotados, **num** estado relaxado.

O **Mallampati** Score tem **sido utilizado em** anestesia há **muitos** anos **como** meio **de determinar a dificuldade de realizar uma** entubação, uma vez que **a** língua parece **obstruir** cada vez mais as vias respiratórias. Descobriu-se que **esta** pontuação **é** também um **preditor** para **determinar a gravidade** da apneia do **sono.**

O sistema **de pontuação de Mallampati** usa uma escala **visual simples para** classificar **cada paciente** com base na **distância vertical visual** entre a língua **e o** palato mole ou **úvula na** parte de trás **da faringe. A escala** I mostra **uma** grande **distância** vertical entre **a** úvula **e a base** da **língua, e** pode-se **imaginar** que **este paciente é** muito mais fácil de intubar do que um paciente com uma pontuação de grau IV.[36]

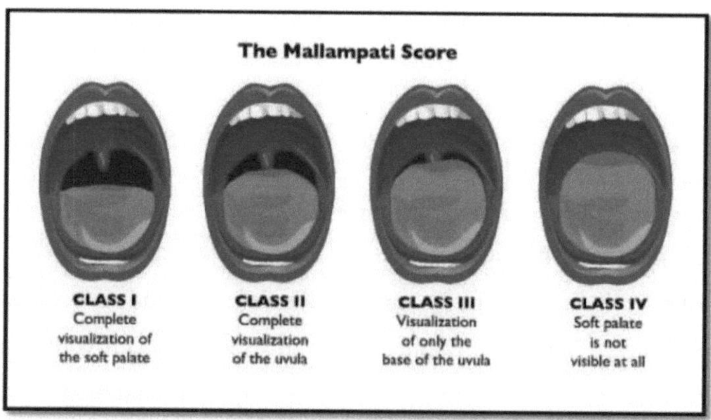

Fig 13: Os doentes com uma **pontuação de Mallampati** III ou IV **estão em** maior risco **de**

apneia do sono **do que** aqueles com uma **pontuação** de I ou **II.**

Polissonógrafo:

O principal **teste** objectivo da **apneia obstrutiva do sono** é a polissonografia, também **referida como** um estudo do **sono,** e **é** um teste que **mede diferentes parâmetros** físicos e fisiológicos **enquanto um sujeito** está a dormir. É o **padrão** "ouro" para **o** diagnóstico **da** AOS. **Durante a** polissonografia **assistida, um** técnico observa uma criança a dormir e monitoriza **o** equipamento de gravação no **ambiente** de um **laboratório do** sono.

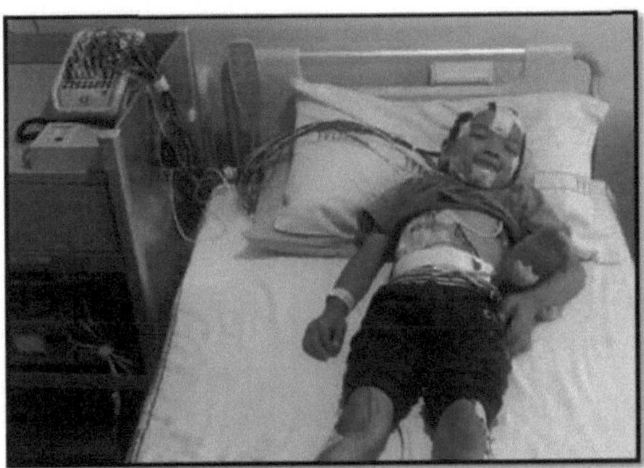

Fig 14: Exame polissonográfico

Um teste típico de polissonografia inclui:

1. Electroencefalograma (EEG),

2. Electro-oculograma (EOG),

3. Electromigrama (EMG),

4. Medição do fluxo de ar oral e nasal,

5. Medição do movimento torácico e abdominal,

6. Gravação áudio do ruído do ronco,

7. Níveis de oxigénio no sangue (oximetria), e

8. Monitorização em vídeo do sujeito durante o estudo.

O EEG (electroencefalograma) monitoriza as ondas cerebrais e pode ser usado para determinar o nível de sono ou vigília. É útil para determinar se um evento (movimento respiratório ou de membros) perturba o nível de sono.

O EOG (electro-oculograma) mede os movimentos oculares usando eléctrodos autocolantes colocados ao lado de cada olho. Durante o sono REM, os olhos movem-se normalmente de um lado para o outro. Esta medição pode ajudar a determinar a duração do sono REM.

Um EMG (electromiograma) mede os movimentos musculares. Frequentemente, é colocado um monitor adicional no queixo para medir o relaxamento muscular (tónus). Durante a fase 1-4 do sono há um tónus muscular de base; contudo, durante o sono REM, todos os músculos relaxam. O EMG também ajuda a determinar a duração do sono REM. Um EMG das pernas pode ser utilizado para detectar "síndrome das pernas inquietas" ou movimentos periódicos das pernas durante o sono.[35]

O fluxo de ar oral e nasal pode ser medido por vários métodos diferentes para ajudar a determinar o tamanho e a frequência das respirações durante o sono. A medição do ruído do ronco pode ser usada para quantificar o ronco. Também pode ser usado para medir alterações após tratamentos para o ronco.

A oximetria é utilizada para medir as diminuições de oxigénio no sangue durante as apnéias e hipopneias. O monitor de vídeo é muito útil para detectar perturbações do movimento, parassónias ou convulsões durante o sono.

Após a conclusão da polissonografia, os dados são analisados por um especialista em sono certificado pelo conselho. O número de apneia, hipopneia, movimentos das pernas, desaturações e níveis de sono são todos registados num relatório formal, e é feito um diagnóstico.

As recomendações da "American Thoracic Society" para a realização de PSG em crianças são as seguintes:

1. Diagnóstico diferencial entre o ronco primário e a síndrome da apneia obstrutiva do sono

2. Avaliação de crianças com padrões de sono patológicos

3. Confirmação diagnóstica da obstrução respiratória durante o sono para recomendação de tratamento cirúrgico

4. Avaliação pré-operatória dos riscos de complicações respiratórias da adenotonsillectomia ou outras cirurgias das vias respiratórias superiores

5. Avaliação da laringomalácia em doentes, uma vez que os sintomas são mais intensos durante a noite ou em presença de cor pulmonale

6. Avaliação de crianças obesas com sonolência diurna excessiva, ronco, policitemia ou cor pulmonale

7. Avaliação de crianças com anemia falciforme (devido ao risco de oclusão vascular durante o sono)

8. Recorrência do ronco na adenotonsillectomia após a operação

9. Tratamento de controlo periódico da pressão contínua das vias aéreas (CPAP)

Há muitas diferenças na OSAS infantil e na OSAS adulta encontradas na polissonografia.

Em SAOS adultos, o episódio de apneia é quase sempre seguido de despertar cortical resultando em sono fragmentado, mas apenas 20% das crianças com SAOS apresentaram despertar cortical. A maioria dos despertares, apneia obstrutiva e hipopneia em crianças ocorre durante o sono REM. Esta característica é diferente nos adultos em que a obstrução das vias respiratórias superiores é mais comum no sono não REM.

A apneia dos adultos é considerada se os episódios de cessação do fluxo aéreo durarem 10 segundos ou mais. Neste intervalo de tempo, um adulto apresenta apenas dois ou três ciclos respiratórios, por mais pequenas que sejam as crianças podem apresentar até seis ciclos devido ao aumento da sua frequência respiratória.

As crianças sofrem de dessaturação significativa da hemoglobina mesmo na apneia de curto prazo; têm um metabolismo e consumo de oxigénio mais elevados do que os adultos. Os adultos apresentam obstrução total e cíclica das vias respiratórias superiores, enquanto que as crianças - especialmente as de idade inferior a três anos - tendem a ter uma obstrução parcial de longa duração, conhecida como hipoventilação obstrutiva. Perante tais diferenças, os parâmetros de análise PSG de adultos são inadequados para as crianças.

A" American Thoracic Society" recomenda os seguintes critérios:

• Índice de Apneia (IA): Número de episódios de apneia obstrutiva e mista com intervalo mínimo de dois ciclos respiratórios. A SAOS é diagnosticada em crianças se IA>1/hora.

• Hipopneia obstrutiva: 50% (50%) de redução do fluxo de ar ou mais associada à dessaturação da oxihemoglobina >4%, ou SaO2< 90% e/ou despertar.

• Índice Apnea-Hipopneia (IAH): A soma do número de apneia obstrutiva e mista, e hipopneia. O diagnóstico anormal para crianças seria IAH>1/hora. A AIA é também conhecida como Índice de Desordem Respiratória (IRA).

Harvey et al. classificou a SAOS em crianças como suave (1>IAH<5/hora), moderada (5>IAH<9/hora e grave IAH>10/hora.

Saturação de hemoglobina O2 (O2 Sa): considerar saturação mínima (nadir O2Sa) e saturação média de oxigénio durante o teste de diagnóstico. O diagnóstico de O2 Sa<90% nadir está associado à apneia obstrutiva.

Hipoventilação Alveolar: O tempo total de sono com hipercapnia é calculado (CO2>50mmHg) no final da expiração. A hipoventilação é considerada se o CO2>50mmHg ocorrer no fim da expiração durante mais de 8% do tempo total de sono ou variação de CO2 >13mmHg relacionada com o valor basal. Crianças com aperto respiratório do tempo de sono, mas IAH <1, ausência de dessaturação da hemoglobina ou hipercapnia durante a PSG são diagnosticadas como ronco primário.[37]

Diagnóstico cefalométrico:

O crescimento e função das cavidades nasais, a nasofaringe, e a orofaringe estão intimamente associados ao crescimento normal do crânio. A este respeito, o conhecimento do crescimento normal do crânio foi frequentemente adquirido através do reconhecimento e observação de um desenvolvimento anormal. A respiração bucal, que tem sido associada a padrões específicos de crescimento facial, pode resultar da obstrução ou restrição de qualquer parte da via aérea superior, tal como declarado por **Athanasious AE.**

A utilização de radiografias cefalométricas laterais para avaliar a via aérea superior é algo limitada, uma vez que fornecem imagens bidimensionais da nasofaringe, que consiste em estruturas anatómicas tridimensionais complexas. Não obstante esta observação, alguns trabalhadores descobriram que existe uma correlação significativa entre os resultados da rinoscopia posterior e da cefalometria radiográfica na avaliação do tamanho da adenoide.

Ricketts utilizou o termo síndrome de obstrução respiratória para descrever os vários traços morfológicos associados à obstrução crónica das vias respiratórias em crianças em crescimento. Outros termos comuns para a síndrome são "fácies adenoidais", "síndrome da face longa", e "excesso vertical da maxila". Estes autores incluem altura facial anterior excessiva, postura labial incompetente, dentes maxilares salientes, narizes externos amplamente queimados, um plano mandibular íngreme, e mordida cruzada posterior como características frequentemente encontradas em pacientes que exibem "respiração oral crónica durante a infância". A postura cranio-cervical tem estado relacionada com a obstrução das vias aéreas superiores, com a morfologia craniofacial, e com a maloclusão.[38]

A cefalometria tem sido amplamente utilizada nos campos da ortodontia e da antropologia para registar a forma craniofacial. Recentemente, foi também sugerido que a cefalometria poderia ser um procedimento adjuvante para avaliar os padrões craniofaciais associados à AOS.

Vig (1981), Miller (1984), Solow (1984), Vagervik (1984), Hellsing (1986), Behlfelt e **Linder-Aronson (1988), Wenzel (1988)** mostraram que a obstrução da via aérea superior leva a alterações nos padrões neuromusculares, influenciando assim a posição do pescoço, da mandíbula, da língua, do palato mole, e dos lábios, como mencionado por **Athanasious AE.**

A dimensão da via aérea nasofaríngea e das adenoides na parede faríngea posterior pode ser avaliada pela inspecção clínica (rinoscopia posterior). Contudo, em crianças, esta inspecção clínica pode ser difícil de realizar, pelo que o exame tem um valor limitado.

Embora a faringe também possa ser visualizada por várias técnicas, incluindo cineradiografia **(Borowieki, 1978)**, broncoscopia fibroóptica, reflectância acústica **(Fredberg, 1980)**, manobras expiratórias forçadas **(Haponik, 1981)**; as técnicas de varrimento por TC **(Suratt, 1983; Haponiket, 1983)** e cefalometria lateral **(Riley, 1984)** são mais comummente utilizadas.

A demonstração radiográfica das adenoides e da via aérea nasofaríngea foi feita pela primeira vez por **Grandy (1925)**, e desde então muitas publicações chave trataram deste método de exame **(Goldmann e Bachmann, 1958; Johannesson, 1968; Capitonio e Kirkpatric, 1970; Linder-Aronson, 1970; Linder Aronson e Henrikson, 1973; Hibbert e Whitehouse, 1978).**

Embora as limitações óbvias de qualquer estudo cefalométrico bidimensional tenham sido claramente reconhecidas, vários autores como **Linder-Aronson, 1979; Guilleminault, 1984** e Solow, 1984 quantificaram parâmetros específicos das vias aéreas a fim de avaliar a obstrução nasofaríngea, a posição da base da língua, e as relações faríngeas.

Pae E, Lowe AA, Adachi S, et al (1989) mostraram que se certos requisitos técnicos forem cumpridos, a cefalometria lateral pode fornecer alguma informação útil na estimativa do volume da língua e da nasofaringe. No entanto, é ainda uma questão de debate quais as dimensões radiográficas que melhor se correlacionam com [39] sintomas clínicos.[39]

Foram encontrados estudos metodológicos sobre a validade da cefalometria, que apresentam uma correlação estatisticamente significativa entre as seguintes variáveis:

1. O espaço aéreo posterior tal como medido pela cefalometria.

2. O volume da via aérea faríngea estimado através da utilização do TAC tridimensional **(Riley e Powell, 1990)**

3. O pequeno tamanho das vias respiratórias nasofaríngeas com ronco. Medidas da via aérea e da profundidade do tecido mole da parede posterior com resistência respiratória nasal **(Sorensen, Solow, Greve, 1980)**

4. Uma variável cefalométrica do tamanho da via aérea medida como a distância mais curta da massa adenoidal à parede posterior do antro, e o tamanho das adenoides avaliadas cirurgicamente **(Hibbert e Whitehouse, 1978)**

<u>Anatomia radiográfica:</u>

A partir da junção das superfícies anterior e inferior do osso esfenoidal, o telhado e a parede posterior do tracto faríngeo aparece como uma linha radio-opaca que desce anterior à vértebra cervical. Atravessa a parte média do ramo e termina ao nível da borda inferior da sexta vértebra cervical, onde é contínua com o esófago.

No telhado e na parte superior da parede posterior do espaço faríngeo, a adenoide pode ser identificada como uma massa radio opaca que se estende entre a superfície inferior do corpo da esfenóide e o arco anterior do atlas que aparece como uma área triangular radio opaca.

Anterior à adenoideia está o espaço faríngeo da nasofaringe. Esta é uma área radiolúcida em forma de boomerang que se estende desde a superfície inferior do osso esfenoidal até à superfície superior do palato mole.

O palato mole aparece como uma área radiopaca leve com uma forma de bumerangue. Projecta-se para baixo e para trás a partir da parte posterior do palato duro; inferior ao palato mole é a amígdala palatina, que é uma zona oval opaca radio-leve.

Abaixo do palato mole e da amígdala palatina está a língua identificada por **Lowe A, Santamaria JD, Flectham LA, et al**, como uma curva radio opaca que se estende até ao nível do osso hióide, posterior à parte faríngea da língua é a fossa epiglótica, vista como uma área radiolúcida triangular. A fossa epiglótica separa a parte faríngea da língua da epiglote, que aparece como uma área radiolúcida triangular.

A área radiolúcida entre o palato mole e a superfície superior da epiglote é o espaço faríngeo da orofaringe. Abaixo da epiglote está o espaço faríngeo da laringofaringe, que pode ser identificado como uma área radiolúcida que se estende até ao nível da sexta vértebra cervical.

Ingervall e Schmoker em 1990 mostraram que quando se pretende uma avaliação cefalométrica roentgeno da língua, a sua linha média deve ser revestida com uma - pasta radioopaca para uma melhor imagem.

Pontos de referência cefalométricos:

ans - espinha nasal anterior;

apw - parede faríngea anterior;

hi-hioid;

pns - espinha nasal posterior;

ppw - parede faríngea posterior;

pt - ponto posterior da língua;

ptm - fissura pterigomaxilar;

spw - parede faríngea superior;

U - Ponta da úvula;

Uo - ponto no lado oral do palato mole;

Para cima - ponto do lado **faríngeo do** palato **mole**; ut - ponto superior **da** língua.

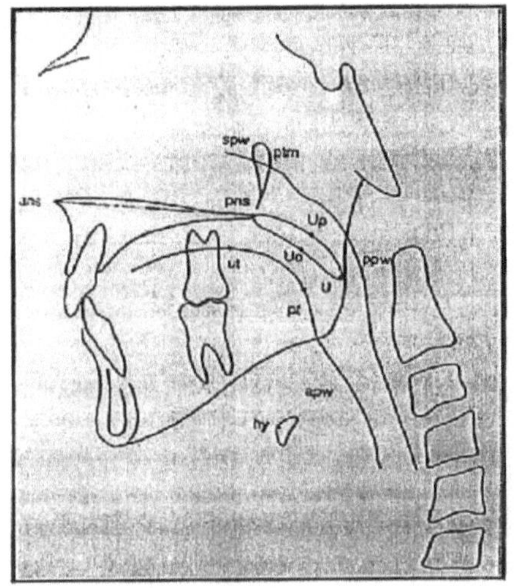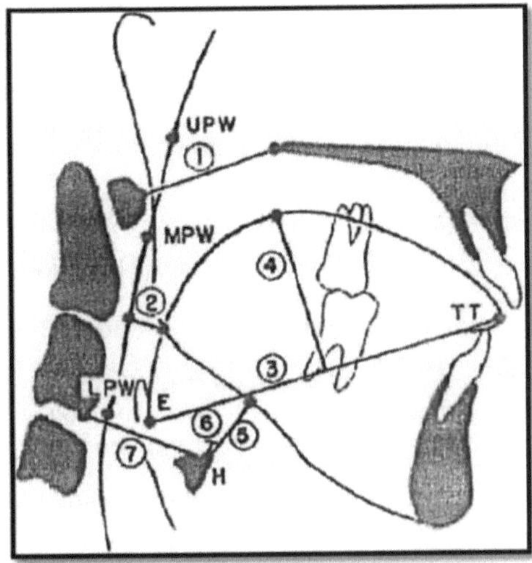

Fig 15: Pontos cefalométricos e medições

Lowe A, Santamaria JD, Flcctham LA et al em I9S6 utilizaram a cefalometria para mostrar a relação entre as variáveis das vias aéreas craniofaciais, língua e hióide.[40]

Foram utilizados os seguintes pontos de referência:

1. Ponta da língua (TT)

2. O ponto mais inferior e anterior da epiglote (E)

3. O ponto mais superior e anterior no osso hióide (H)

4. A parede faríngea superior (UPW) era um ponto na parede faríngea posterior identificado por uma extensão do plano palatino (ANS-PNS).

5. A parede faríngea superior (UPW) era um ponto na parede faríngea posterior identificado por uma extensão do plano palatino (ANS-PNS).

6. A parede faríngea inferior (LPW) era um ponto na parede faríngea posterior identificado por uma extensão de uma linha através de E desenhada paralelamente ao plano SN.

Foram determinadas sete medições lineares nas áreas das vias aéreas, língua e hióide

1. AA-PNS = Distância linear entre o ponto mais anterior das vértebras do atlas e a

ponta da espinha nasal posterior.

2. PAS (posterior air way space). Distância linear entre um ponto na base da língua e outro ponto na parede faríngea posterior, ambos determinados por uma extensão de uma linha do ponto B até Go.

3. TGL = (comprimento da língua) Distância linear entre E e TT.

4. TGH = (altura da língua) **Distância** linear ao longo da bissetriz perpendicular **da** linha **E-TT até** ao dorso da **língua.**

5. MP-H = **(posição vertical do** hióide) Distância linear **ao longo de uma** perpendicular **de H até ao plano** mandibular. (Go-Gn)

6. H-Hl = (posição vertical **do hióide**) Distância linear entre PI **e uma perpendicular à** linha **C3 (posição anterior inferior na terceira** vértebra **cervical)** até ao **retrognatio (ponto** posterior **mais inferior na** sínfise mandibular).

7. C3H = (posição antero-posterior **do hióide**) **Distância** linear **entre** C3 e H.

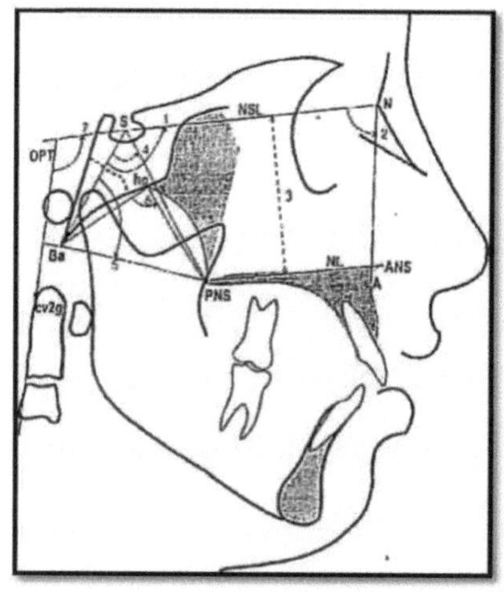

Fig 16: Algumas **medições** angulares **importantes utilizadas em** estudos **radiográficos** da via aérea
superior

As medições angulares normalmente utilizadas nos estudos da via aérea superior por

Preston CB, Lampasso JD, Tobias PV incluem:

1. O ângulo da sela incluído entre as linhas que unem ba a S e S a N (ba-S- N).

2. O ângulo entre a base anterior do crânio e o ponto A sobre a maxila.

3. O ângulo entre a via palatal (PNS-ANS) e a base anterior do crânio (S-N).

4. O ângulo da profundidade nasofaríngea. O ângulo incluído é ba-S-PNS.

5. O ângulo vertical da nasofaringe. O ângulo incluído é PNS-ba-S.

6. O ângulo do telhado da nasofaringe. O ângulo incluído é ba-ho-PNS.

7. O ângulo craniocervical incluído entre a extensão superior da tangente à superfície posterior do processo odontoideo, e a extensão posterior da linha ba-S.

Algumas medidas de área utilizadas em Estudos Cefalométricos Radiográficos da Via Aérea Superior por **Preston CB, Lampasso JD, Tobias PV** são:

1. A área da nasofaringe óssea é frequentemente definida como um trapézio demarcado pelas seguintes linhas: AA-PNS; a vertical pterigóides entre PNS e a intersecção desta linha vertical e a linha ba-N; uma linha traçada através de AA, paralela à vertical pterigóides e estendida para intersectar a linha ba-N; a secção da linha ba-N entre a vertical pterigóides e a vertical erigida através do ponto AA.

2. A **área** do **tecido adenoideano** contido **no** trapézio **que** retrata **a nasofaringe.**

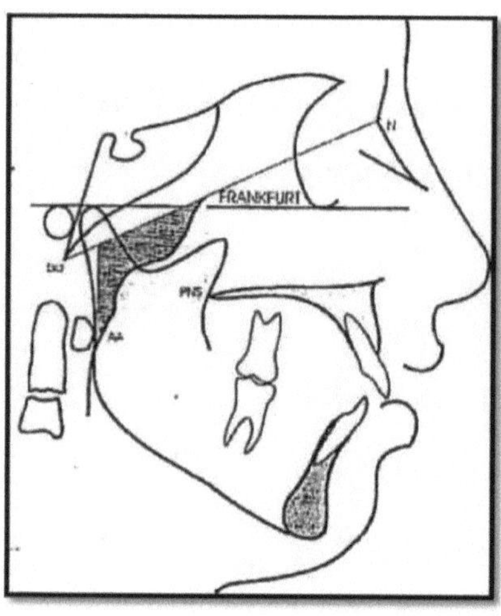

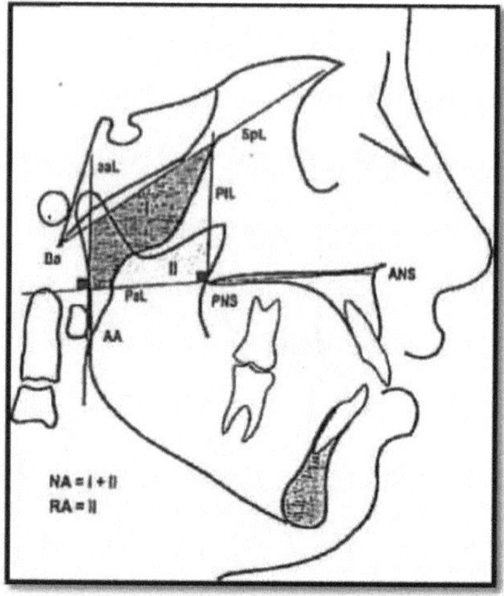

Fig 17: Duas técnicas que têm sido **utilizadas** para medir as áreas adenoideana (NA) e respiratória (AR).

Algumas Percentagens e **Razões** **Utilizadas** em **Estudos** Cefalométricos Radiográficos **da** Via Aérea **Superior** por **Preston CB, Lampasso JD, Tobias PV** são:

1. A percentagem **adenoideana:** percentagem da **área da** nasofaringe óssea **ocupada pela área** de tecido **adenoideano.**

2. A **percentagem** da linha de so-in **coberta** por tecido adenoideano.[35]

Bacon WH, Turlot JC, Kriegman J et al acrescentaram características morfológicas **específicas** que podem **ser** observadas em pacientes com apneia do sono em **comparação** com **indivíduos** normais.

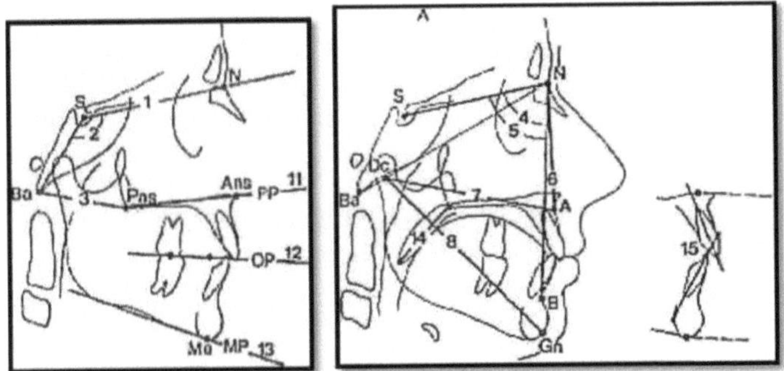

Fig18: Representação **dos** pontos e planos **cefalométricos** utilizados **no estudo**

Foram utilizadas as seguintes variáveis:

Base craniana

1. Comprimento SN **da** base anterior do crânio

2. Angulação Ba-SN da **base do** crânio

Pharynx

1. BaPns dimensão da faringe óssea

Face

2. Ângulo SNA do prognatismo maxilar.

3. Ângulo SNB do prognatismo mandibular.

4. Diferença ANB no prognatismo.

5. DcA dimensão sagital da face superior de Dc a A.

6. DcGn comprimento total da mandíbula.

7. Altura superior da face do UFH.

8. LFH altura facial inferior.

9. Angulação SNPP do plano palatino com linha SN.

10. Angulação SNap do plano oclusal com linha SN.

11. Angulação SNMP do plano mandibular com linha SN.

12. SP palato mole: comprimento do palato mole.

13. I/i angulação entre os incisivos superiores e inferiores.

As seguintes observações foram feitas nos pacientes da Apneia Obstrutiva do Sono:

1. Encurtamento da base do crânio.

2. Compressão facial posterior com redução da faringe óssea.

3. Elongação vertical da face inferior com língua e queixo retruídos.

4. Alongamento do paladar mole.[41]

Steinberg B, Fraser B, em 1995 observou que o ângulo de flexão da base craniana em pacientes com apneia do sono documentada era significativamente mais agudo do que o encontrado no grupo não apneia. Esta descoberta era independente da classificação do perfil esquelético facial. É possível que o ângulo de flexão aguda da base craniana seja responsável por uma diminuição da dimensão das vias aéreas faríngeas.

A parede posterior da faringe fixa-se à base do crânio no tubérculo faríngeo. À medida que o ângulo de flexão da base craniana se torna mais agudo, o tubérculo faríngeo é trazido mais anteriormente. Na ausência de reposicionamento de qualquer estrutura associada à porção anterior da faringe, esta alteração anatómica serviria para diminuir o diâmetro anterior a posterior da via aérea faríngea.[42]

Pracharktam N, Hans MG, Snobl KP, et al observaram que o espaço faríngeo superior posterior tanto no S.O.S.A. como nos roncadores foi reduzido ao mudar de postura erecta para supina. Diferenças significativas no alinhamento da base craniana, largura do ramo em relação à fossa craniana média, posição da maxila em relação à base craniana na posição sentada foram observadas entre sujeitos com S.O.S.A. e sujeitos com ronco e apneia menos severa.

Além disso, foram demonstradas diferenças no espaço faríngeo superior posterior, comprimento da língua, relação entre a língua e a área intermaxilar e posição hióide, tanto na posição vertical como na posição supina no S.O.A., em comparação com o grupo que ronca. Estes resultados sugerem que factores anatómicos podem predispor alguns roncadores a desenvolver o S.O.S.A.[43]

Pae EK, Lowe AA, Sasaki K, et al em 1994 realizaram um estudo sobre um estudo cefalométrico e electromiográfico das estruturas das vias aéreas superiores nas posições verticais e supinas. A área da secção transversal da língua aumentou e a área orofaríngea diminuiu quando os pacientes do S.O.A. mudaram a sua posição corporal de vertical para supina, apesar de um aumento da actividade de genioglossus EMG em repouso.[44]

Um estudo sobre a estrutura craniofacial e a síndrome da apneia obstrutiva do sono - uma análise qualitativa e meta-análise da literatura foi conduzido por **Miles PG, Vig PS, Weyant RJ, et al** em 1996. Os tamanhos de efeito mais consistentes e fortes com a maior precisão de diagnóstico potencial foram para o plano mandibular até ao hióide, ângulo do plano mandibular, e comprimento do corpo mandibular. Apenas o comprimento do corpo mandibular demonstrou uma associação clinicamente significativa com e precisão diagnóstica para O.S.A.

Contudo, uma vez que os controlos desta variável foram seleccionados a partir da literatura, as possíveis explicações para uma associação positiva incluem diferenças metodológicas entre estudos, factores de ampliação variáveis, e diferenças morfológicas.[45]

Ono T, Lowe A, Ferguson K, et al (1996) observaram que quando os pacientes com O.S.A mudaram a sua postura de verticais para supinas, foram observadas correlações significativas entre a base craniana e o ângulo da coluna cervical superior, e a área transversal da hipofaringe e o IMC.

Além disso, o ângulo do plano mandibular e o plano de sela-nasion foram significativamente correlacionados com o IMC. Isto ocorreu juntamente com uma correlação positiva significativa entre o ângulo do plano de sela-nasion e o IMC e uma correlação inversa significativa entre o ângulo do plano mandibular em referência aos planos absoluto vertical e horizontal, com o IMC após a mudança posicional. Esta alteração na estrutura craniofacial pode ser uma alteração geométrica compensatória na via aérea superior para assegurar a sua patência.[46]

Em 1996, **Pracharktam N, Nelson S, Hans M, et al** avaliaram a viabilidade de uma pontuação de índice craniofacial (CIS) na diferenciação dos pacientes com SAOS dos roncadores habituais. Treze medições cefalométricas e quatro antropométricas foram utilizadas num modelo discriminante para construir o CIS.

O modelo foi capaz de classificar correctamente 82,1% do grupo O.S.A. e 86,7% do grupo que ronca. Além disso, variáveis que estavam relacionadas com os tecidos moles, osso hióide ao plano mandibular, Índice de Massa Corporal, e comprimento do palato mole tinham o maior valor preditivo.[47]

Tangugsorn V, Krogstad O, Espeland L, et al apresentaram uma análise cefalométrica abrangente com um método estatístico multivariado, realizado para definir os diferentes componentes principais (PC) do esqueleto cervico-craniofacial e vias respiratórias superiores, morfologia dos tecidos moles em cada grupo e como contribuíram para elementos seleccionados dos dados demográficos dos pacientes, ou seja, índice de apneia- hipopneia (A.H.I.), saturação nocturna da oxihemoglobina, e IMC.

Duas variáveis dependentes de interesse foram a distância mínima do espaço aéreo faríngeo posterior (PASmin) e o AHI. O PASmin representava 95,3% (grupo obeso O.S.A) e 74,3% (grupo não obeso O.S.A) com 7 PCs e o AHI para 46% com 3 PCs em ambos os grupos.

Estas análises provaram ser úteis para demonstrar a relação entre o esqueleto cervico-crânio-facial e a morfologia dos tecidos moles das vias respiratórias superiores e dados demográficos seleccionados.

Schwab RJ declarou que isto estabelece uma base para a compreensão dos componentes patogénicos complicados de pacientes obesos e não obesos da O.S.A.[48]

Outras técnicas de imagem:

Informação anatómica de alta resolução sobre as estruturas e função das vias aéreas superiores e estruturas de tecidos moles circundantes pode ser obtida com a técnica de imagem por modem. Estas modalidades forneceram informações sobre a base biomecânica do O.S.A e o mecanismo subjacente à eficácia do tratamento, tais como CPAP, perda de peso, aparelhos dentários para esta doença.

Foram utilizadas várias modalidades de imagem diferentes para avaliar as vias aéreas superiores e as estruturas ósseas e de tecidos moles circundantes. Estas incluem a reflexão acústica, fluoroscopia, nasofaringoscopia, cefalometria, e imagens convencionais de TC e MRI por feixe de electrões.

A ressonância magnética (MRI) e a tomografia computorizada (TAC) em particular permitem um exame preciso das vias aéreas e das estruturas de tecidos moles circundantes. Além disso, a técnica de imagem dinâmica e estática permite-nos estudar as alterações dimensionais dos tecidos moles das vias respiratórias superiores e das estruturas ósseas durante a respiração, o sono e o encerramento das vias respiratórias.

O ideal seria que as modalidades de imagem para o paciente com S.O.A. fossem baratas, não invasivas e permitissem a imagem supina. Deve proporcionar alta resolução de representação anatómica das vias aéreas superiores e dos tecidos moles circundantes e possuir a capacidade de realizar imagens dinâmicas durante o sono e a vigília.[49]

Reflexão acústica

É uma técnica de imagem não invasiva baseada na análise das ondas sonoras do sistema respiratório que fornece um cálculo da área da via aérea superior em função da distância dos incisivos na boca. Nesta técnica, a informação de fase e amplitude das ondas sonoras reflectidas pode ser transformada numa relação área-distância.

Em doentes com O.S.A., verificou-se em numerosos estudos que há uma redução nas vias respiratórias superiores em comparação com indivíduos normais.

Fluoroscopia

Tem sido utilizado para estudar o encerramento das vias aéreas superiores durante o sono em doentes com apneia do sono. Estudos fluoroscópicos durante o sono demonstraram que na maioria dos pacientes, o encerramento das vias respiratórias superiores ocorre na região retro palatal.

Nasofaringoscopia fibro-óptica flexível

Um importante adjuvante do exame físico é a utilização de uma nasofaringoscopia fibro-óptica flexível para avaliação das vias aéreas superiores. Dá uma visão das estruturas do paciente em repouso com a boca fechada, mais próxima da situação real durante o sono. Este exame proporciona uma visão detalhada da anatomia nasal e faríngea e pode ser realizado quando o paciente está de pé ou supino.

Uma manobra é executada durante o exame fibro-óptico para ajudar na avaliação do colapso das vias aéreas superiores, chamada Manobra de Muller, embora exista muita controvérsia sobre a sua utilidade clínica. Mais recentemente, foram feitas tentativas para definir com precisão as pressões geradas durante a manobra de Muller e para quantificar a percentagem de colapso das vias aéreas que ocorre.

O paciente está sentado na posição horizontal de Frankfurt para exame, antes de se sentar o paciente deve praticar esta manobra para que não se perca tempo entre os exames propriamente ditos. O paciente é convidado a fechar a boca e o examinador segura o nariz do paciente.

Em seguida, pede-se ao paciente que aspire contra a boca fechada e o nariz para gerar uma pressão negativa na faringe. Quando o faz, o nariz pode ser parcialmente libertado para ter a certeza de que a pressão negativa está a ser gerada pelo paciente. O grau de colapso e a quantidade de pressão negativa durante a manobra é subjectivo e estão a ser feitos esforços para aumentar a quantidade desta manobra.

Nesta altura, a nasofaringoscopia fibro-óptica é realizada após anestesia tópica e é aplicado um descongestionante. Estes aumentam o exame prévio é feito com espéculo nasal. Com a endoscopia, os pólipos e massas nasais podem ser inspeccionados e, se necessário, pode ser realizada uma biopsia. Nasofaringe, tubos de Eustáquio são examinados para adenoides, quistos e massas.

Com a manobra de Muller, a percentagem de colapso das vias respiratórias ao nível do palato mole é estimada em máxima inspiração. Ao nível da orofaringe, é feito o exame da base da língua e das amígdalas. A hipofaringe e a laringe são também inspeccionadas. Na região retroglossal, a manobra de Muller é repetida para notar a percentagem de colapso. Finalmente, o mesmo procedimento é repetido no lado oposto do nariz. O registo exacto desta informação pode ajudar a seguir as causas e o plano de tratamento para o S.O.A.

Tomografia computorizada (tomografia computorizada)

A tomografia computorizada fornece excelentes imagens das vias aéreas, tecidos moles e estruturas ósseas desde a nasofaringe até à faringe. É realizada em posição supina e pode medir com precisão a área da secção transversal superior das vias respiratórias. Três

reconstruções volumétricas dimensionais das vias aéreas superiores, tecido mole e estruturas ósseas podem ser obtidas a partir de imagens axiais de TC

As imagens de um TAC estão disponíveis apenas no plano axial, mas as reconstruções volumétricas são obtidas por TAC helicoidal. Os scanners de tomografia computorizada helicoidal proporcionaram a aquisição volumétrica directa de imagens.

O CT de feixe de electrões fornece imagens dinâmicas das vias aéreas superiores com excelente resolução temporal (50 ms) e espacial. Estudos que utilizam o TAC em doentes e em doentes com distúrbios respiratórios do sono levaram a importantes conhecimentos sobre a patogénese da O.S.A.

Estudos de CT demonstraram o estreitamento na região retro palatal durante o estado de vigília. Estudos utilizando imagens dependentes do estado com TC convencional e de feixe de electrões mostraram a região retro palatal como o local primário de obstrução em pacientes com apneia do sono.

Além disso, estudos que utilizam imagens de TC volumétricas demonstraram um menor volume de vias aéreas superiores e um maior volume de língua em pacientes obesos com imagens de TC O.S.A. também tem sido utilizado para determinar os candidatos cirúrgicos apropriados antes da cirurgia.

Estudos que utilizam o CT também demonstraram que o calibre das vias aéreas durante a vigília é relativamente constante na inspiração, aumenta durante a expiração precoce e é menor no fim da expiração em doentes normais e apneia.

Em geral, os estudos com TC melhoraram a compreensão dos factores anatómicos causadores da apneia do sono, das alterações respiratórias das vias aéreas superiores e ajudam a definir candidatos apropriados para a uvulopalatofaringoplastia.

Ressonância magnética (MRI)

É talvez a técnica de imagem mais útil para estudar pacientes com apneia do sono porque proporciona uma excelente resolução das vias aéreas superiores e dos tecidos moles (incluindo tecido adiposo), determina com precisão a área e o volume da secção transversal, permite a imagem nos planos axial, sagital e coronal com reconstrução volumétrica tridimensional de tecidos moles e estruturas ósseas e pode ser realizada tanto durante o sono como durante a vigília, sem sujeitar o paciente a radiação.

Foram realizadas várias pesquisas e estudos clínicos importantes com ressonância magnética durante a vigília e o sono em doentes com apneia do sono. Estes avançaram significativamente na compreensão da patogénese da apneia do sono e começaram a examinar os mecanismos que sublinharam a eficácia da intervenção terapêutica (CPAP, aparelhos dentários, perda de peso, cirurgia das vias respiratórias superiores) para esta doença.

Além disso, a RM é muito útil no estudo potencial da genética da apneia do sono porque é uma modalidade ideal para quantificar os factores de risco anatómicos, tais como depósitos de gordura das vias aéreas superiores, tamanho do tecido das vias aéreas superiores em doentes com O.S.A.[50]

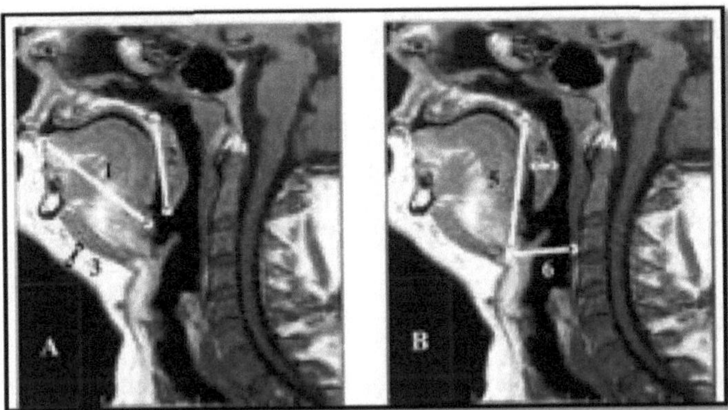

Fig 19: Comparação de uma **imagem de** RM **de um** sujeito normal (esquerda) e de um doente **com** apneia do sono (direita). Tanto **o** palato mole como a área da língua são maiores

e a **quantidade** de gordura subcutânea maior **no paciente** apnoeico.

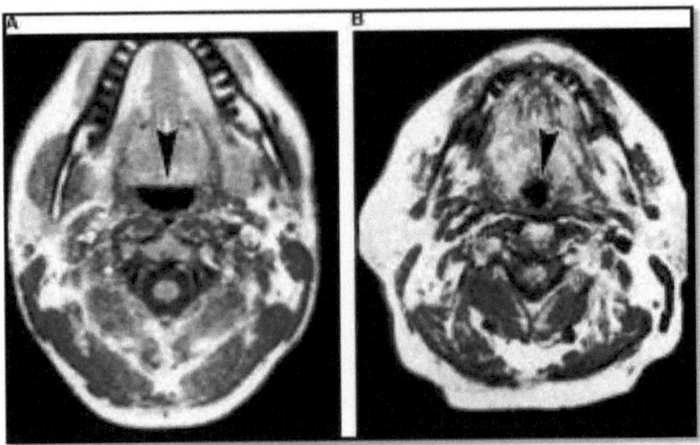

Fig 20: Comparação de uma **imagem de** RM axial **na** região retro palatal de um sujeito **normal** (esquerda) e de um doente com apneia do sono (direita). O doente **com apneia do** sono **tem** uma área de vias aéreas mais pequena, largura de **vias aéreas** reduzida e paredes **laterais** faríngeas mais espessas. A quantidade de gordura subcutânea é maior na **apneia.**

9. TRATAMENTO DA APNEIA OBSTRUTIVA DO SONO

O tratamento da AOS é uma tarefa complexa e varia consoante o médico que faz o diagnóstico. Uma vez estabelecido o diagnóstico da AOS, o plano de tratamento foi ditado com base na classificação da condição em suave, moderada e grave e também com base na gravidade dos sintomas.

A terapia específica para a apneia do sono baseia-se na história médica, no exame físico e nos resultados da PSG. É necessário um exame pré-operatório cuidadoso e completo por radiografia, imagiologia e visualização directa para identificar os locais de obstrução das vias aéreas e para seleccionar o tratamento adequado.

O tratamento da AOS deve incluir o fornecimento de espaço para ventilação, melhoria do crescimento craniofacial, melhoria de todos os sintomas, e prevenção do desenvolvimento da AOS adulta.

Estão disponíveis duas opções de tratamento para gerir com sucesso pacientes com apneia obstrutiva do sono.

1) Não cirúrgico

2) Cirúrgico

Gestão não cirúrgica:

A) Perda de peso

medida que uma criança ganha peso, a adequação das vias aéreas fica comprometida devido à deposição de tecido adiposo extra. Isto pode explicar porque é que a maioria dos pacientes com AOS são obesos ou com excesso de peso. O grau de obesidade na AOS varia inversamente com o grau de inadequação intrínseca da anatomia faríngea. Algumas crianças são obesas antes de desenvolverem a condição, e muitas podem identificar um aumento do seu peso. O modo inicial de terapia, embora muitas vezes fútil, é a redução do peso, particularmente quando a obesidade é um factor contribuinte.[51]

O objectivo da terapia da obesidade deve ser a redução global do risco através de uma perda de peso segura e eficaz. A terapia conservadora inclui tratamento não cirúrgico e não médico que compensa uma perda de peso de aproximadamente 1% do peso corporal total por semana e um défice calórico de aproximadamente 50% das necessidades energéticas de manutenção.

O tratamento conservador para a perda de peso não é geralmente eficaz para pacientes obesos mórbidos. Isto pode ser devido à lenta taxa de perda de peso e à incapacidade do paciente em manter a motivação durante a duração necessária.

Para determinar o sucesso de qualquer abordagem à perda de peso, é também necessário examinar a taxa de manutenção do peso ao longo do tempo. A obesidade só pode ser reduzida através de cuidados ao longo da vida. A redução do peso pode eliminar a AOS ou simplesmente diminuir a mesma, reduzindo o tamanho da língua e do palato mole, o que é muito eficaz mas é difícil para os pacientes manter a redução de peso.[4] A perda a longo prazo de grandes quantidades de excesso de peso por medidas alimentares é geralmente mal sucedida e os sintomas da AOS regressam à medida que o peso é recuperado.

A modificação do comportamento ensina novas formas de lidar mais adequadamente com situações emocionais ou relacionadas com a alimentação que promovem a obesidade. Tem sido utilizada em conjugação com procedimentos mais radicais de perda de peso com bons resultados. Há preocupações crescentes de que o tratamento mais eficaz da obesidade inclui a modificação do comportamento, o exercício e a educação nutricional.

Em meados dos anos 80, as clínicas de sono no Reino Unido começaram a tratar um número substancial de pacientes. Os médicos nestas clínicas receitaram inicialmente perda de peso, mas infelizmente é ainda mais difícil para estes indivíduos do que para a restante população perder peso permanentemente, uma vez que estes indivíduos têm uma taxa metabólica basal reduzida (BMR).[52]

Johal A, Battagel J realizou um estudo que mostrou que dezasseis pacientes com uma perda de peso média de 20 kg tinham menos apneia, dessaturação de oxigénio e sonolência diurna do que um grupo controlado que relatou uma baixa perda de peso.

Vantagens:

Apesar dos problemas associados, a redução de peso continua a ser o modo inicial de terapia em doentes obesos com AOS. Um modo secundário de tratamento deve ser considerado para beneficiar o doente no ínterim.[71] Além disso, diz-se que a perda de peso é muito importante antes de qualquer cirurgia. Não só aumenta as probabilidades de sucesso como diminui a morbidade pós-operatória. Para os pacientes obesos mórbidos, os procedimentos cirúrgicos podem ter de ser utilizados com uma dieta muito baixa em calorias, uma vez que demora bastante tempo a perder peso.[53]

B) Posições de sono:

Tanto o ronco como a apneia do sono são normalmente piores enquanto se dorme na posição supina. A contribuição da posição de sono tem sido reconhecida como mais do que um assunto trivial em manifestação da AOS.

O Índice de Apneia e Hipoapneia era duas vezes mais elevado quando os pacientes dormiam na posição supina do que quando dormiam na posição lateral, como se viu num estudo realizado em vinte e quatro pacientes não seleccionados, conduzido por **Cartwright R, Samelson C** em 1982. Esta descoberta de um efeito posicional substancial levou a muitos remédios caseiros e comerciais destinados a treinar pacientes apnoeicos que marcaram o agravamento da sua condição enquanto em posição supina para evitar esta postura de sono. Os dois aparelhos domésticos mais utilizados são uma bola de ténis colocada numa meia e cosida na linha média da parte superior do pijama, e uma almofada presa às costas do dorminhoco por um cinto à volta da cintura.[54, 55]

Assim, sempre que o paciente se torna uma bola de ténis supina causa desconforto suficiente para reposicionar o paciente, enquanto que se a almofada for suficientemente grande, impede completamente uma posição supina. Um exemplo de uma abordagem mais técnica seria um alarme de posição de monitor de posição activado por gravidade usado no peito que emite sinais auditivos quando o paciente permanece na posição supina durante mais de 15 segundos.[55]

Um estudo realizado por **Cartwright R, Samelson C** em 1982 utilizando este dispositivo em dez pacientes do sexo masculino diagnosticados com AOS associados à posição supina do sono mostrou uma diminuição significativa no número de episódios apnoeicos, bem como no número de episódios de dessaturação de oxigénio, ao mesmo tempo que o índice apnoeico de sete pacientes permaneceu dentro de um limite quase normal.[56] Dados provenientes deste e de outros estudos sugeriram também que um tratamento baseado na mudança da posição de sono poderia ser selectivamente eficaz para aqueles que estivessem perto do peso ideal. Parece que o treino dos pacientes para evitar a posição supina pode ter alguma validade como terapia não invasiva quando considerado isoladamente ou em combinação com outros.[51]

C) Opções farmacológicas:

Antibióticos:

Os antibióticos de largo espectro podem oferecer uma melhoria temporária. Contudo, o uso de antibióticos não parece obviar a necessidade de cirurgia na maioria dos casos com hipertrofia adenotonsilar.

Terapias Anti-inflamatórias:

A inflamação das vias respiratórias superiores é um componente importante da perturbação do sono nas crianças. O ronco crónico causa vibrações repetitivas dos tecidos moles das vias respiratórias superiores, induzindo stress mecânico que resulta na inflamação das vias respiratórias superiores. Além disso, a inflamação sistémica crónica com distúrbios respiratórios do sono pode contribuir para a inflamação das vias respiratórias superiores. Tal entendimento gerou novos conceitos terapêuticos nas crianças. Os corticosteróides nasais exercem uma acção linfolítica para tratar a inflamação e o edema das vias respiratórias superiores. A fluticasona nasal durante 6 semanas diminui significativamente tanto o tamanho da adenoideia como a hipertrofia adenotonsilar.

Num estudo aberto, o antagonista dos receptores de leucotrieno montelukast foi considerado clinicamente eficaz na redução da gravidade da doença em crianças com AOS ligeira. Num estudo subsequente, uma combinação de esteróides intranasais e modificador de leucotrieno durante 12 semanas foi considerada útil em crianças com AOS residual após adenotonsillectomia. Contudo, não houve qualquer resultado de seguimento a longo prazo mais de 12 semanas após a descontinuação da medicação.

D) Pressão positiva contínua das vias aéreas (CPAP):

A terapia de pressão positiva nasal das vias aéreas para manter a patência das vias aéreas superiores é o principal tratamento de escolha em adultos com AOS. Contudo, devido à diferente fisiopatologia da AOS infantil, o CPAP está reservado apenas para casos moderados a graves de AOS em crianças que não são elegíveis para amigdalectomia e adenoidectomia (os critérios de não elegibilidade incluem doenças neuromusculares, obesidade, tendência a hemorragias graves, anormalidade craniofacial, AOS idiopática, e pequenas amígdalas e adenoides em adolescentes). CPAP também tem sido prescrito para crianças cuja respiração perturbada pelo sono persistiu apesar da amigdalectomia e adenoidectomia.

Sullivan et al (1981) relataram pela primeira vez o uso de pressão nasal contínua nas vias respiratórias para a apneia obstrutiva do sono em adultos. O seu dispositivo consistia em tubos intranasais ligados a uma unidade sopradora.

Sanders et al (1983) introduziram o sistema de entrega de máscara nasal, o que tornou a pressão positiva contínua das vias aéreas mais fácil de utilizar.

Mecanismo de acção:

Sanders MH, Atwood CW mencionaram que o sistema CPAP consiste numa unidade sopradora que gera e direcciona o fluxo de ar a jusante para o paciente. É produzido por um ventilador de alto fluxo que fornece um fluxo contínuo de ar ambiente para uma máscara selada que o paciente usa. A pressão positiva é gerada por variações no fluxo de ar fornecido e na resistência do sistema. Esta pressão positiva criada no circuito abre pneumaticamente as vias respiratórias faríngeas ao impedir que o palato mole e a língua ocluam, ao mesmo tempo que permite uma expiração periódica.

Pressões mantidas pelo aumento do fluxo de ar em resposta a pequenas fugas, envolvendo a máscara ou a boca. A região rebatível da via aérea superior é, portanto, aberta pneumaticamente, um efeito que representa o mecanismo primário da acção terapêutica.

O objectivo do CPAP nasal é fornecer pressão suficiente no segmento dobrável da via aérea superior para contrariar a pressão de sucção inspiratória em qualquer instante do ciclo inspiratório, uma vez que existe um gradiente de pressão em toda a via aérea desde o nariz até aos alvéolos. Mais abaixo, mais negativa é a pressão intra-artéria. Nas vias aéreas extra-torácicas, um gradiente de pressão transmural durante a inspiração tende a comprimir as vias aéreas. No tubo muscular orofaríngeo, a pressão de sucção é suficiente para fechar as vias respiratórias durante o sono em doentes com AOS.

Em alguns pacientes a via aérea superior fecha durante o sono sem um gradiente de pressão transmural. Para manter a patência das vias respiratórias superiores, estes pacientes dependem inteiramente da presença de um tom suficiente na musculatura das vias respiratórias superiores.

Assim, o CPAP nasal coloca efectivamente toda a via aérea numa gama mais elevada de pressão "atmosférica" estática, de modo a que todo o ciclo respiratório 3 tenha lugar acima da pressão atmosférica. Em nenhuma fase o gradiente transmural orofaríngeo se torna negativo. Isto proporciona uma tala de pressão ao segmento vulnerável ao fecho.

Independentemente do mecanismo, o CPAP nasal foi documentado para ser eficaz na eliminação tanto de apneia mista como de apneia obstrutiva do sono. A terapia elimina apneia, hipopneia e fragmentação do sono relacionada com a apneia na maioria dos pacientes, corrige a dessaturação da oxi-hemoglobina arterial, elimina a retenção de dióxido de carbono, restabelece o impulso normal para respirar, e estabiliza a pressão arterial.

O resultado, tal como descrito por **Ivanhoe JR, Athanasious AE** é a restauração rápida do sono normal e a diminuição da sonolência diurna.[56]

O CPAP não é curativo e muitas vezes precisa de ser usado indefinidamente. Assim, o cumprimento da terapia CPAP a longo prazo em crianças é uma questão importante. Os restantes problemas significativos estão relacionados com a falta de equipamento óptimo para crianças pequenas, dificuldades frequentes no que diz respeito à adaptação inicial à máscara nasal e ao cumprimento do tratamento.

Os efeitos secundários mais comuns da utilização de CPAP são sintomas nasais, incluindo congestão nasal, rinorreia, secura e epistaxe, que são causados pelo efeito de arrefecimento e secagem do CPAP, o que, por sua vez, altera a mucosa nasal e impede a depuração mucociliar. Os efeitos secundários, tais como fuga de máscara, irritação da pele e feridas de pressão, são geralmente suaves e auto-limitados; contudo, o desenvolvimento de hipoplasia facial média após o uso prolongado de CPAP nasal tem sido relatado como uma complicação rara a longo prazo.[33]

E) *Pressão positiva das vias aéreas de nível bi:*

Sanders MH e Atwood CW levantaram a hipótese de que a acção de splinting de pressão positiva nas vias aéreas superiores, tanto durante a inspiração como durante a expiração, era necessária para eliminar eventos obstrutivos, e que seria necessária menos pressão para manter a patência das vias aéreas superiores durante a expiração do que durante a inspiração.[56]

Argumentaram que, durante a expiração, a instabilidade inerente das vias aéreas superiores representa o factor primário que favorece o encerramento das vias aéreas, enquanto que, durante a inspiração, a patência das vias aéreas é mantida por dois factores.

1) A influência colapsante da pressão intra-luminal negativa.

2) A instabilidade inerente da via aérea superior. Isto leva ao desenvolvimento de um sistema de pressão positiva de dois níveis.

Ao contrário do CPAP, onde a pressão constante é mantida durante a inspiração e expiração, os sistemas de pressão positiva das vias aéreas de dois níveis permitem o ajuste independente da pressão inspiratória e expiratória, os dispositivos de dois níveis são ajustados para fornecer pressão de ar positiva expiratória a um nível suficiente para evitar o encerramento das vias aéreas superiores durante a expiração; no entanto, o início do esforço inspiratório, o fluxo mínimo de ar inspiratório desencadeia a entrega de um nível pré-determinado de' CPAP para evitar o encerramento das vias aéreas durante a inspiração. A pressão média da máscara é normalmente mais baixa, pelo que a fuga de ar à volta da interface talvez seja menos pronunciada. Assim, em doentes com congestão nasal ou rinorreia, a comutação pode valer a pena. Além disso, alguns pacientes queixam-se de desconforto ao exalarem com CPAP, pelo que pode ser útil nestes casos.[57]

F) Terapia com aparelhos orais:

Os aparelhos orais são opções viáveis para tratar pacientes com distúrbios respiratórios do sono. A **Academia Americana de Medicina do Sono (AASM)**, num documento de parâmetros práticos, recomendou aparelhos orais para pacientes que roncam e para pacientes com AOS leve a moderada que não respondem favoravelmente ao CPAP. Este documento de referência foi uma prova, baseado numa revisão de 21 publicações e dados de 320 pacientes e em consultas com especialistas.[57]

Especificamente, as seguintes indicações para a terapia com aparelhos orais foram delineadas pelo documento da AASM:

(i) Os aparelhos orais estão indicados para utilização em doentes com ronco primário ou AOS ligeiro que não respondem ou não são candidatos apropriados para tratamento com medidas comportamentais como perda de peso ou mudança de posição de sono.

(ii) Os doentes com AOS moderada a grave devem ter um ensaio inicial de CPAP nasal porque se demonstrou uma maior eficácia com esta intervenção do que com a utilização de aparelhos orais.

(iii) Os aparelhos orais foram indicados por **Clark G, Nakano M** para pacientes com AOS moderada a grave que são intolerantes, ou recusam tratamento com CPAP nasal. Os aparelhos orais são também indicados para pacientes que recusam ou que não são candidatos à amigdalectomia e adenoidectomia, operações faciais cranianas ou traqueostomia.

O procedimento CPAP (Continuous Positive Air Pressure) pode ser muito eficaz, embora muitos pacientes achem a máscara demasiado desconfortável para a usar enquanto dormem. Além disso, a Pressão de Ar Positiva Contínua (CPAP) pode produzir vários efeitos secundários e, além disso, tem óbvios inconvenientes estéticos, uma vez que deve ser usada durante toda a noite.

Todas estas desvantagens criaram uma necessidade de uma modalidade alternativa de tratamento conservador.[58]

Pierre Robin descreveu pela primeira vez o seu aparelho monobloco em 1902 para o tratamento da glossoptose (língua que cai para trás e ocluindo as vias respiratórias) em bebés. Desde então, vários aparelhos têm sido utilizados para tratamento de obstruções das vias respiratórias superiores. O mono-bloco foi também o precursor de muitos aparelhos funcionais actualmente utilizados na Ortodontia para modificar o crescimento e ajudar no alinhamento dos dentes.

Porque o objectivo do tratamento é aumentar o diâmetro das vias aéreas e diminuir a resistência das vias aéreas, os dispositivos são concebidos para aumentar as vias aéreas faríngeas através da protuberância da mandíbula e aumentar a dimensão vertical da oclusão.[57]

Mecanismo de Acção:

Os dispositivos dentários produzem alterações na forma e função das vias respiratórias superiores durante o sono. Os efeitos da dimensão das vias aéreas foram avaliados por radiografia cefalométrica que dá uma visão bidimensional da via aérea, tipicamente na posição acordada e vertical. A técnica é limitada na sua capacidade de documentar completamente as alterações tridimensionais durante o sono. Abordagens alternativas incluíram TC ou RM da via aérea superior ou vídeo-endoscopia, todas elas potencialmente capazes de fornecer mais informações sobre as alterações tridimensionais com terapia.

Os aparelhos dentários no tratamento da Apneia Obstrutiva do Sono podem ser divididos em

• Dispositivos de elevação palatinos concebidos para elevar o palato mole ou reposicionar a úvula. A razão para a utilização de dispositivos de elevação do palato é reduzir a vibração do palato mole que provoca o som do ronco.

• Dispositivos de retenção da língua concebidos para reposicionar a língua numa posição mais avançada.

• Aparelhos de reposicionamento mandibular: Um tipo de dispositivos que posicionam a mandíbula para a frente. A razão para este movimento é que a língua está presa aos tubérculos geniais da mandíbula e o posicionamento da mandíbula para a frente move a língua para a frente.

Dispositivos de retenção da língua

O **dispositivo de retenção da língua é** um aparelho feito à medida, **concebido** para **permitir que a** língua permaneça numa **posição avançada** entre os dentes **anteriores,** segurando a língua numa ampola anterior **com** pressão negativa durante o sono.

A protrusão da língua **aumenta as áreas da secção transversal** orofaríngea, velofaríngea e **hipofaríngea da via aérea superior, melhorando** assim a **patência e função das vias aéreas** e reduzindo a resistência **do** fluxo de ar.[54]

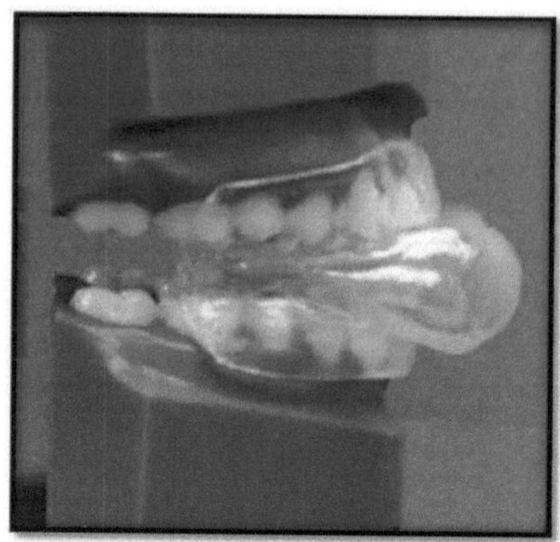

Fig 21: Dispositivo de **retenção da** língua.

Vantagens:

S Podem ser utilizados **em** doentes desdentados, enquanto que **estes últimos** necessitam de uma ampla dentição para efeitos de **retenção.**

S Eles não soltam restaurações.

S Requerem **ajustes** mínimos **ou nenhuns.**

S **Provocam uma** sensibilidade **mínima** nos dentes ou **na ATM.**

Os dispositivos que retêm a língua parecem **ser** eficazes em mais de 75% **dos casos** ligeiros a moderados de apneia **obstrutiva do** sono. Quando comparados com o tratamento não cirúrgico mais comum (pressão positiva contínua das vias aéreas), os dispositivos de retenção de Língua são mais facilmente tolerados e têm menos problemas de conformidade a longo prazo.

Reposicionador Mandibular / Aparelho de Progresso Mandibular (MAA)/ Posicionador Mandibular Anterior (AMP) / Tala de Progresso Mandibular (MAS)

Embora os dados sobre a eficácia do aparelho de avanço mandibular no tratamento do ronco e OSAS sejam contraditórios, a sua utilização no tratamento do ronco habitual e da apneia obstrutiva ligeira do sono ganhou maior atenção e aceitação. Existem numerosos estudos propondo vários modelos de aparelhos para o tratamento da AOS.[57]

O primeiro tipo de aparelho reportado em 1987 foi o NAPA (Nocturnal Airway Patency Appliance). Em 1988, o aparelho do tipo Herbst foi utilizado pela primeira vez para o tratamento da AOS.[54]

Mesmo que existam vários tipos de aparelhos de avanço mandibular, todos eles partilham um mecanismo funcional comum. A via aérea superior é determinada por factores de tecido mole e de esqueleto que são também os principais determinantes da patência das vias aéreas. O efeito do aparelho oral baseia-se na criação da posição anterior da mandíbula por vários milímetros, trazendo passivamente a língua com ela, mantendo assim a patente do espaço aéreo faríngeo durante o sono.[59]

A razão para este movimento é que a língua está presa aos tubérculos geniais da mandíbula, posicionando assim a mandíbula para a frente move a língua para a frente. Estes reposicionamentos mandibulares também mudam as posições ósseas hióides e modificam o espaço inferior das vias aéreas abaixo do nível da língua.

A magnitude típica do avanço anterior situa-se no intervalo de 60-90% do movimento maxilar protrusivo máximo dos pacientes, que é normalmente de 5-9 milímetros. Estudos cefalométricos demonstraram que, para além das alterações acima referidas, há uma mudança na configuração da língua e da úvula.[60]

A segunda teoria menos endossada é que o dispositivo provoca a activação do sistema motor faríngeo por estiramento induzido. Esta activação do motor proporciona rigidez suficiente ao sistema para evitar o colapso das vias aéreas. Outra alteração que se tem demonstrado ocorrer com o dispositivo de avanço mandibular é a abertura da faringe da janela.[59]

Actualmente estão disponíveis muitos modelos de Dispositivos de Avanço Mandibular (DMA). Podem ser fixos ou ajustáveis, dispositivos de uma ou duas peças. Em geral, consistem em bandejas de encaixe de forma que encaixam sobre os dentes maxilares e mandibulares.

Os dispositivos ajustáveis posicionam a mandíbula para a frente e são fixados à maxila pela utilização de botões termoplásticos, elásticos interarco elásticos, tubo bucal e fixação da haste (Herbst) e um mecanismo de parafuso com o qual se pode titular o aparelho oral.

Os aparelhos orais ajustáveis são geralmente preferidos porque podem ser ajustados numa posição antero-posterior até que tenha ocorrido um nível aceitável de melhoria dos sintomas.

Clark G, Sohn J, Hong C mencionam que quase todos os Dispositivos de Progresso Mandibular (DMA) requerem que o paciente tenha um número suficiente de dentes para que o dispositivo seja altamente retentivo geralmente num ou em ambos os arcos, especialmente no arco maxilar.[61]

Desenhos de Dispositivos de Avanço Mandibular:

❖ **Activador** removível tipo Dispositivo de avanço mandibular:

O aparelho cobre todos os dentes **posteriores (cobertura** oclusal **completa** com acrílico) enquanto que todos os dentes **anteriores** foram **cobertos nas superfícies** incisal, lingual, e **labial por** acrílico.

As aberturas foram **cortadas** através do **acrílico entre** os **arcos** maxilar e mandibular para **permitir a** respiração **se o** sujeito desenvolvesse congestão **nasal.**

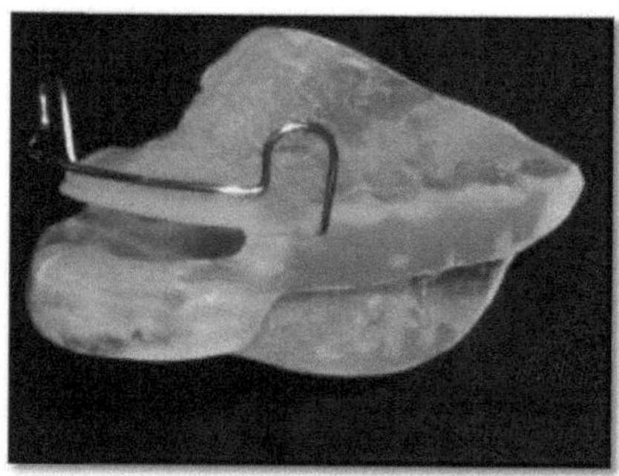

Fig **22**: Activador removível

❖ Activador de Karwetzky:

Foi **introduzido por Rose et al.** É um aparelho passivo **bimaxilar, dentado** e tecido

com um **ajuste** solto. O **activador** é dividido ao longo do plano oclusal. **Tem** dois laços em U **fixos** em acrílico **lingual** na área **dos primeiros** molares, permitindo o ajuste **sagital da protrusão** mandibular. **Este desenho permite movimentos laterais** e verticais da mandíbula durante o **sono**.

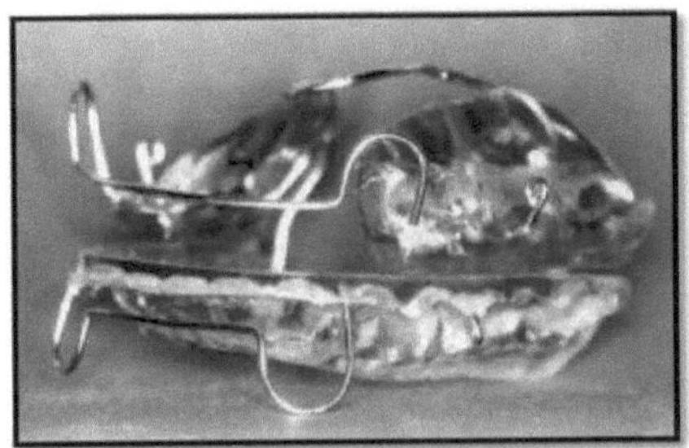

Fig 23: **Activador** Karwetzky

❖ Bloco duplo:

Foi introduzido por William Clark no ano de 1977. **É um** aparelho de duas peças com blocos de mordedura simples, concebido **para** uso a **tempo** inteiro. **Os** blocos de mordedura superior **e inferior** interbloqueam em ângulo de **70° para** avançar a mandíbula. Conseguem **uma rápida** correcção funcional **da má oclusão** através da **transmissão de** forças oclusais favoráveis **a** planos **inclinados** oclusais que cobrem **os** dentes posteriores. É o aparelho mais **confortável, mais** estético e mais **eficaz.**

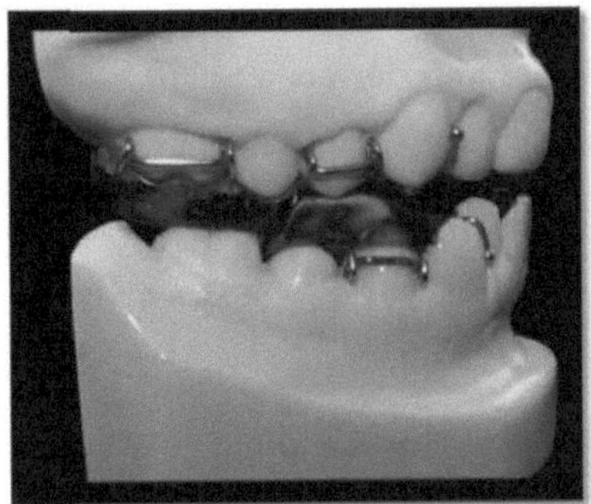

Fig **24**: Aparelho de blocos duplos

❖ Aparelho Herbst modificado:

Consiste em duas talas termoplásticas finas, **usadas nos maxilares** superior e **inferior, ligadas por** duas hastes guia telescópicas ajustáveis

Funciona avançando **e** pressionando **ligeiramente** a mandíbula e a língua **ao mesmo tempo que dá** uma ligeira **rotação** vertical no sentido dos ponteiros do relógio.[62]

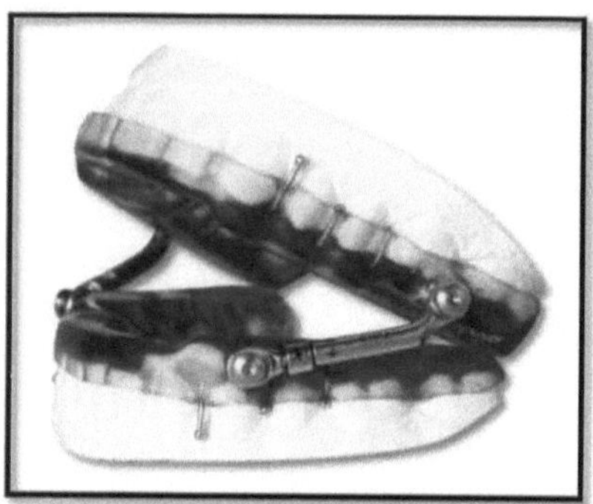

Fig 25: **Aparelho** Herbst modificado

❖ Monobloco modificado:

Este aparelho foi concebido por **Cozza** em **2004**.

Este aparelho é **fabricado** a partir de resina acrílica **transparente, com** cobertura total dos dentes **em** ambos os **arcos e um parafuso central. Os bordos incisais** e as **superfícies** labiais superiores dos incisivos **mandibulares** foram tapados **para** evitar a inclinação.

A mordida de **construção** posicionou **a** mandíbula **anteriormente** numa relação incisal de borda a borda, **com uma** abertura de mordida vertical de 2-3 mm.

Uma **pérola de** Tucat **deslizando sobre** um fio **na** parte **anterior da língua do aparelho** foi **adicionada como** ponto de **referência para o posicionamento anterior da** língua.

Elásticos de classe II, foram usados **para** evitar a abertura da **mandíbula** e manter **a posição mandibular.**[63]

❖ **Aparelhos** magnéticos **para** tratamento **de OSA:**

Os **aparelhos** magnéticos têm **forças magnéticas inerentes que são** directamente

transferidas para as mandíbulas e assim **constrangem a** mandíbula inferior **numa posição avançada.**

Durante o sono, quando os músculos **mastigatórios estão** fisiologicamente relaxados, existe um risco óbvio de que o **complexo mandibular** se mova **para trás e feche** o **fluxo de ar** no **espaço** aéreo superior.

Em tais situações, um aparelho magnético pode ser mais eficaz do que o aparelho **funcional** passivo **convencional, porque as forças magné**ticas **impedem** o fecho, **proporcionando um** avanço mandibular **directo e contínuo.**[64]

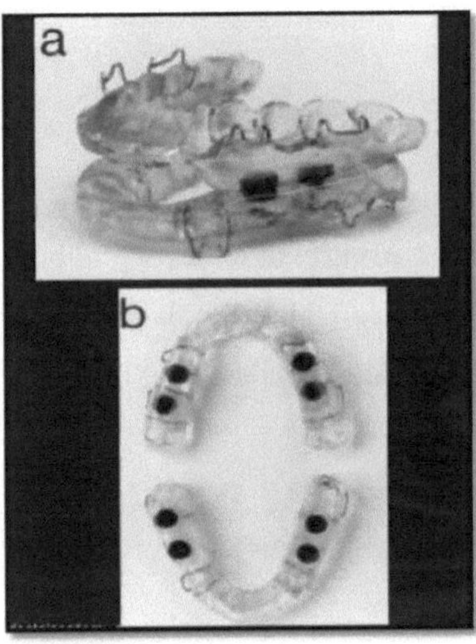

Fig 26: **Aparelho** magnético

Aparelho oral Klearway:

O aparelho **oral Klearway utiliza um** expansor ortodôntico maxilar **para** mover sequencialmente a mandíbula **para a frente. O Klearway** é um aparelho oral totalmente ajustável utilizado **para o** tratamento **do ronco e da** AOS ligeira a **moderada.** Pequenos incrementos de **avanço mandibular são** iniciados pelo paciente **e** isto evita movimentos rápidos da mandíbula **que causam desconforto** significativo ao paciente.

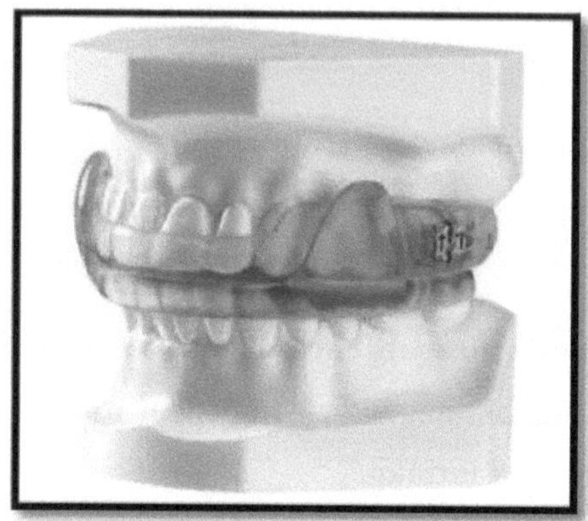

Fig 27: Aparelho oral Klearway

❖ **Posicionador** ajustável Thornton:

O posicionador **ajustável Thornton** permite **avanços progressivos da** mandíbula através de um mecanismo de parafuso **anterior no** aspecto labial **da** tala **superior.** Este aparelho tem uma secção **separada para** a **mandíbula** e **maxila.**

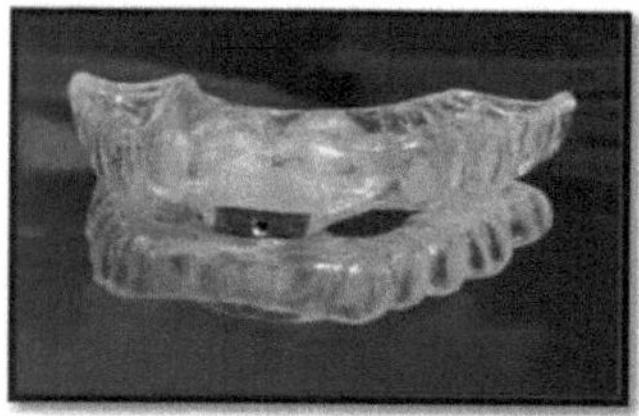

Fig 28: Aparelho **ajustável** Thornton

❖ Parker posicionador **mandibular:**

O posicionador **Parker Mandibular** liga **as talas** superior **e** inferior **com** expansores **ortodônticos** bilaterais. Este **aparelho** é **feito de um** material termoplástico **que** deve ser **aquecido** em água **quente da torneira todas as** noites antes de ser **colocado** na boca.

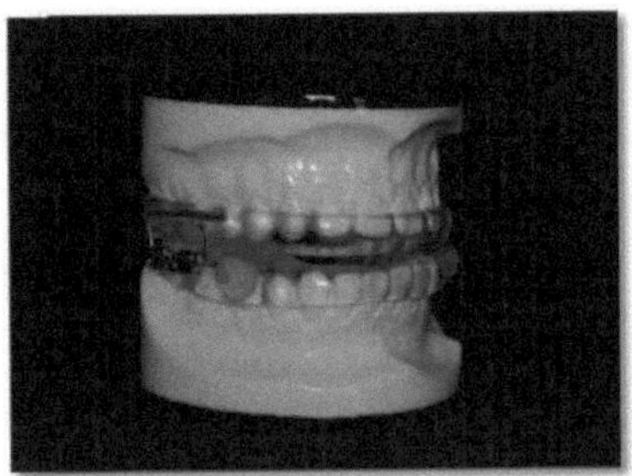

Fig 29: Posicionador mandibular Parker

❖ Avanço elástico mandibular:

O avanço mandibular **elástico é** o mais fino e **menos volumoso de** todos **os aparelhos. É semelhante** aos **retentores** ortodônticos acrílicos transparentes, e move a **mandíbula para a frente em** passos bastante **significativos,** e pode ser difícil de **tolerar.**

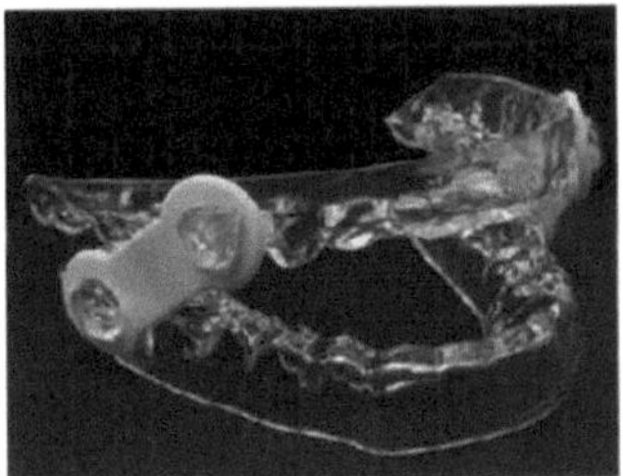

Fig 30: Aparelho de avanço mandibular elástico

❖ Sistema silenciador:

Este **aparelho incorpora** acessórios de precisão de **titânio** ao nível dos **incisivos,** permitindo um avanço sequencial de 2 mm até 8 mm, movimento **lateral de** 6 mm, 3 mm bilateralmente, **e** substituições **verticais** de **pinos** em altura. É o único aparelho que **permite o ajuste não só** numa posição **antero-posterior, mas também numa posição** "aberta e **fechada".**

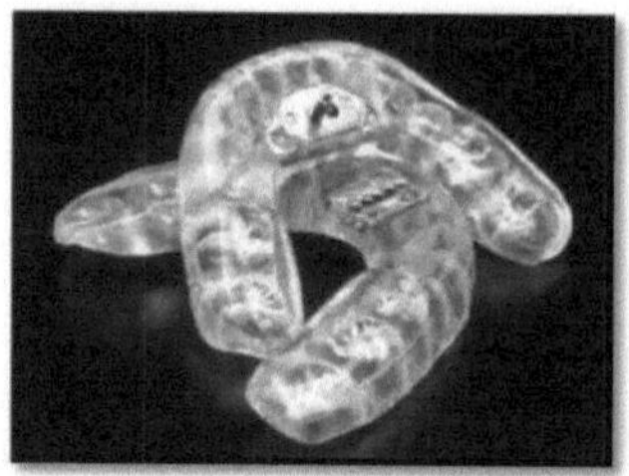

Fig **31**: Sistema silenciador

❖ Pressão positiva **oral** nas vias respiratórias:

É uma **terapia de** "combinação" que **combina** um **MAA não-ajustável** com CPAP. Em vez de usar **CPAP** nasal, **que** fornece pressão de **ar através de** uma **máscara sobre** o nariz ou **o nariz** e a **boca, a pressão de ar** é **fornecida** através de um pequeno **conduto** que se encaixa **no** telhado da boca do **paciente.**[65]

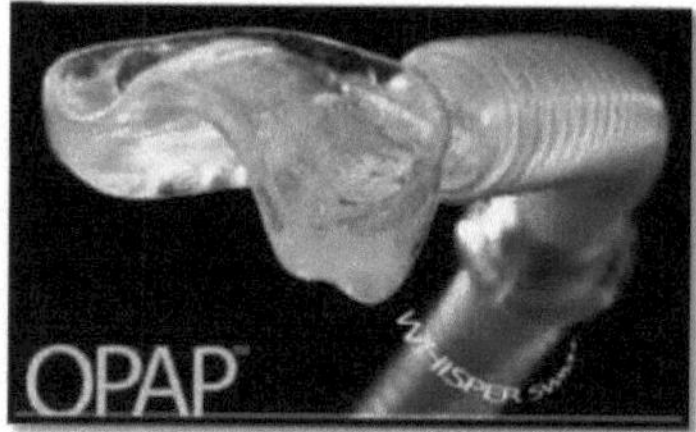

Fig 32: Pressão **positiva** oral nas vias respiratórias

❖ Dispositivo de avanço mandibular de crómio-cobalto:

Este aparelho **foi concebido** por **Ash e Smith**. Eles enfatizaram a fraqueza **física** dos dispositivos **convencionais** de **avanço** mandibular, **que normalmente são** feitos de acrílico, **ou** podem **ter um eixo de aço** inoxidável e um mecanismo de ligação fixa do pistão, Estas **peças são sujeitas a forças consideráveis** e podem **sofrer** fraturas. **Assim,** conceberam o aparelho de cobalto de crómio.

Os dispositivos de **avanço do cobalto cromado** são **fabricados de acordo com** os princípios **da odontologia protética, com** levantamento de **modelos de** pedra **para a** construção da **estrutura de cobalto cromado. Os** fechos **são** incorporados para **retenção** adicional tanto **nos** aparelhos superiores como **inferiores.**

As **vantagens do** aparelho foram a **sua resistência superior**, redução do volume, amabilidade **aos tecidos** moles, **e** maior retenção e estabilidade.

As desvantagens **incluem o** custo financeiro, fases clínicas **e laboratoriais adicionais**, e a **necessidade** de um **novo** aparelho **se** o **paciente** sofrer perda de dentes.[49]

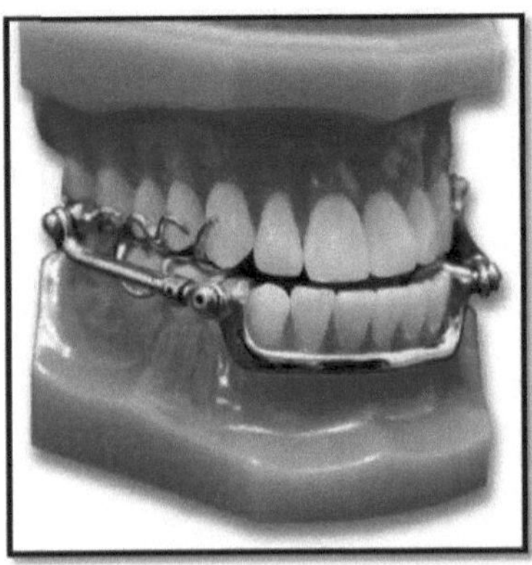

Fig. 33: **Dispositivo de** avanço mandibular de **crómio-cobalto.**

Ensaios controlados aleatórios comparando diferentes designs de aparelhos orais

Lawton, Battagel e Kotecha analisaram a eficácia do Twin Block e do aparelho Herbst como uma tala de avanço mandibular (MAS).

Os resultados do seu estudo indicam que não houve diferença no desempenho do tratamento do Twin Block e Herbst para a frequência do ronco, saturação do oxigénio do sangue arterial, qualidade de vida e efeitos secundários.

O Herbst provou ser o aparelho mais eficaz para reduzir a sonolência diurna e foi o aparelho mais popular entre os pacientes. O aparelho Twin Block é mais volumoso que o Herbst e pode ser que a redução adicional no volume das vias aéreas tenha sido suficiente para negar os benefícios posicionais do aparelho.[66]

Bloch et al estudaram a eficácia e os efeitos secundários de um aparelho Herbst ajustável com os de um dispositivo fixo de avanço mandibular de peça única (Monobloco) com igual avanço. Este projecto foi um dos primeiros a comparar a eficácia de dispositivos de avanço mandibular com diferentes desenhos.

A preferência dos pacientes e as tendências dos dados polissonográficos mostraram que o Monobloco tem uma maior aceitação por parte dos pacientes e é mais eficaz do que o aparelho Herbst no tratamento da apneia obstrutiva do sono.[67]

Tomonori Iwasaki et al avaliaram o efeito do aparelho Herbst na forma dimensional 3 da via aérea faríngea utilizando a tomografia computorizada de feixe cônico. Os resultados mostraram que o aumento do volume das vias aéreas orofaríngeas no grupo Herbst foi significativamente maior do que o do grupo de controlo. Da mesma forma, o aumento do volume das vias aéreas laringofaríngeas no grupo Herbst foi significativamente maior do que o do grupo de controlo, tendo concluído que o aparelho Herbst aumenta as vias aéreas orofaríngeas e laringofaríngeas.[68]

O aparelho Silensor foi bem tolerado e preferido pela maioria dos sujeitos. Mudanças dentárias e esqueléticas comuns mas suaves resultaram da utilização do aparelho durante um longo período de tempo. As alterações após 1 a 3 anos de utilização foram predominantemente alterações esqueléticas. Tanto as alterações dentárias como as esqueléticas foram observadas simultaneamente em períodos de tratamento superiores a 3 anos.[69]

<u>Ensaios controlados aleatórios comparando aparelhos orais com o CPAP</u>

Ferguson et al compararam o aparelho oral de uma peça, acrílico duro, não ajustável, Snore Guard à pressão positiva contínua das vias respiratórias em pacientes com apneia obstrutiva do sono leve a moderada. Verificaram que o tratamento de 48,5% de Snore Guard e 62% de pacientes com pressão positiva contínua nas vias respiratórias foi considerado bem sucedido.[70]

Randerath et al Compararam a eficácia de um dispositivo de apneia do sono intra-oral individualmente ajustável (ISAD) com a de pressão positiva contínua nas vias aéreas. O dispositivo de apneia intra-oral do sono reduziu o ronco a longo prazo, mas melhorou significativamente o índice de perturbações respiratórias apenas na fase inicial do tratamento. Em contraste, a pressão positiva contínua das vias respiratórias normalizou o RDI, o ronco e os excrementos durante todo o período de tratamento.[71]

Ferguson et al realizaram uma revisão da literatura baseada em provas sobre o uso de aparelhos orais no tratamento do ronco e da síndrome da apneia obstrutiva do sono a partir de 1995.

Em comparação com a pressão positiva contínua das vias aéreas, os aparelhos orais são menos eficazes na redução do índice de apneia hipopneia (IAH), mas os aparelhos orais parecem ser mais utilizados.

Assim, em pacientes com apneia obstrutiva do sono leve a moderada, a pressão positiva contínua das vias aéreas é superior ao tratamento com dispositivo de avanço mandibular. Contudo, em pacientes que recusam a pressão positiva contínua das vias aéreas, deve ser considerada a utilização de dispositivos de avanço mandibular.[72]

Tratamento cirúrgico:

A) Adenoidectomia e Tonsillectomia:

Indicações:

A indicação para adenoidectomia e amigdalectomia em crianças com hipertrofia adenotonsilar é directa na presença de OSA comprovada por polissonografia (PSG) ou em crianças que roncam com um registo de oximetria de pulso anormal e nocturno.[73-75]

As Directrizes de Prática Clínica da Academia Americana de Pediatria (AAP) declaram que todas as crianças devem ser rastreadas para o ronco e recomendam a PSG como padrão de ouro para o diagnóstico da AOS porque a história e o exame físico do paciente são maus discriminadores do ronco primário e da AOS.[74]

Além disso, não existe actualmente um conjunto definitivo de critérios PSG que discrimine de forma fiável as crianças que têm AOS e necessitam de tratamento. [73, 74, 76] Portanto, para crianças saudáveis com um historial consistente com o ronco nocturno; sono inquieto; sintomas diurnos incluindo sonolência, alterações de comportamento, e fraco desempenho cognitivo; e um exame físico consistente com hipertrofia adenotonsilar, com ou sem apneia testemunhada, é razoável proceder à amigdalectomia e adenoidectomia sem PSG prévia.

Dúvida no diagnóstico e ser classificado como um indivíduo de alto risco para cirurgia são as indicações mais comuns para a PSG. A PSG pré-operatória é necessária quando a criança tem co-morbilidade médica, idade <3 anos, obesidade mórbida, pequenas amígdalas e adenoides, e história e descobertas físicas que não se correlacionam com o grau de obstrução das vias aéreas.[77-79]

A amigdalectomia e adenoidectomia é geralmente aceite como tratamento de primeira linha em condições médicas associadas, tais como controlo anormal dos músculos das vias aéreas superiores, por exemplo, paralisia cerebral, síndrome de Down, e obesidade, mesmo na ausência de hipertrofia adenotonsilar clara. No entanto, a persistência ou recorrência do ronco e do sono perturbam a respiração após amigdalectomia e adenoidectomia também é comum nestas condições.[73, 74]

O diagnóstico PSG da AOS em crianças é definido como índice de apneia hipopneia (IAH) >1/h, de acordo com os critérios da Academia Americana de Medicina do Sono, mas tem havido diferentes critérios para a AOS infantil, tais como índice de apneia >1/h ou IAH >1,5/h em vários estudos. Isto não significa que todas as crianças com AHI >1,5/h beneficiarão de tratamento.

Há um bom consenso de que a anomalia PSG moderada a grave (AHI >5) deve ser tratada com Tonsillectomia e adenoidectomia. No entanto, para uma anomalia PSG ligeira, é controversa e deve depender de sintomas clínicos e exame físico.[80]

Gozal sugeriu os seus critérios para o diagnóstico da AOS pediátrica que requer tratamento, como os critérios de Jones para o diagnóstico da febre reumática, que incluíam uma **abordagem** combinada de corte nocturno **derivado da PSG**, e a **presença** de sintomas **específicos** e **resultados** mensuráveis (**biomarcador, medidas funcionais, etc.**). Não é validado **e revisto** continuamente.[81, 82]

Major	Minor
Obstructive apnea and hypopnea index $\geq$2/h	C reactive protein >0.4 µg/mL
Respiratory arousal index >2/h TST	HDL <40 mg/dL
Nadir SpO2 <90%	LDL >80 mg/dL
Excessive daytime sleepiness	Fasting insulin >20 µIL/mL
	Elevated norepinephrine/creatinine ratio (85th percentile)
Academic difficulties	Recurrent otitis media and/or s/p tympanostomy tube
Hyperactive behaviors	>5 visits to primary care physician/year for respiratory symptoms
Arterial blood pressure >85th percentile	Adenoids >+1
Enuresis	Tonsils >+1
Obesity (BMI z score >1.67)	Asthma and/or allergic rhinitis
Adenoid $\geq$+2 and/or tonsil $\geq$+2	Family history of OSAS
	Nadir SpO_2 >90% but <93%

Habitual snoring would be a mandatory indication, defined as the presence of loud snoring $\geq$3 nights per week). The presence of any of the 5 major criteria or of any the 3 major and 3 minor criteria should reliably indicate the presence of OSA that requires referral for treatment

Fig 34: Critérios **propostos** para o diagnóstico **da AOS** que requer tratamento

Idade, quando <u>tratar:</u>

O **limite de idade para Tonsillectomia** e adenoidectomia pode estar relacionado com o medo de infecções **mais frequentes das vias aéreas superiores e complicações** pós-operatórias. Crianças com menos de **3 anos** de idade tiveram **mais** complicações pós-operatórias. A AOS ocorre em crianças de **todas as idades** mas com **picos** entre **2 e 8 anos, coincidindo** com **a idade de** pico da **hiperplasia linfóide.**[83]

Normalmente, as crianças **com mais de 3 anos ou > 15** kg podem **ser** operadas sem complicações respiratórias. No entanto, **pode** ser realizada **na** presença de obstrução grave das vias respiratórias sem qualquer restrição de idade. **Além disso, a idade não** é uma contra-indicação para a **amigdalectomia e adenoidectomia, se a AOS estiver** presente. Além disso, crianças **mais novas** com menos de **3 anos de** idade teriam uma **AOS** mais **grave**, e a **cirurgia em** crianças mais novas **mesmo** com anomalias craniofaciais, características **sindrómicas**, e distúrbios do desenvolvimento neurológico tinha mostrado uma diminuição mais significativa da AOS após a intervenção do que o tratamento médico. Isto valida a segurança e eficácia do tratamento cirúrgico em pacientes de acuidade superior, jovens, de centros terciários com boa investigação respiratória e apoio.[84-86]

<u>Tonsillectomia ou adenoidectomia, ou ambas?</u>

Tanto as amígdalas como a adenoideia devem ser removidas, mesmo que uma ou outra pareça mais alargada, porque a AOS é causada tanto por anomalias estruturais como neuromusculares e o tratamento deve alargar o mais possível as vias respiratórias. Houve relatos anedóticos da elevada persistência ou recidiva da AOS se a adenoidectomia ou a amigdalectomia fosse feita sozinha em vez de ambas.[73]

Nieminen encontrou melhoria da AOS após amigdalectomia em 73% das crianças com adenoidectomia prévia. Isto sugere que a adenoidectomia por si só foi insuficiente. No entanto, a amigdalectomia por si só é recomendada para incompetência velofaríngea, tal como a fenda palatina submucosa.[87]

Resultado:

Os resultados dos dados publicados sobre a taxa de sucesso da amigdalectomia e da adenoidectomia na cura da AOS são altamente variáveis, variando entre 24% e 100%. Uma revisão sistemática de todas as séries publicadas em 2006 reportou uma taxa de sucesso global de 82,9% para pacientes pediátricos sem complicações. Numa meta-análise recente das literaturas actuais, a taxa de sucesso foi de 66,3% quando a cura foi definida como um AHI <11.[88]

Num estudo retrospectivo multicêntrico recente, apenas 27,2% das crianças normalizaram os seus padrões respiratórios durante o sono, conforme determinado pela pós-tomillectomia e adenoidectomia PSG. Ao contrário da crença popular, estes dados demonstram que a apneia pediátrica do sono não é frequentemente curada pela amigdalectomia e adenoidectomia, tal como definido pelos critérios da PSG, embora haja uma melhoria estatisticamente significativa do IAH em quase todos os pacientes submetidos à cirurgia.

Os grupos de alto risco de doenças residuais incluem pacientes com idade jovem ou idosa, obesidade mórbida, síndrome craniofacial, síndrome de Down, distúrbios neuromusculares, e apneia grave do sono pré-operatória. O IHA pré-operatório e o percentil IMC são factores importantes que devem ser considerados no diagnóstico e no plano de tratamento de pacientes pediátricos.

É importante um acompanhamento pós-operatório próximo para monitorizar a doença residual. Para um resultado a longo prazo, também parece haver um risco acrescido de ronco e dessaturação na PSG 12 anos mais tarde em crianças tratadas para OSA.[89]

<u>Risco de Tonsillectomia e adenoidectomia, morbilidade e mortalidade:</u>

Continua a estar associado a uma morbilidade significativa. A taxa de complicação pré-operatória foi de 8,8%, e a taxa de admissão não planeada foi de 8,0%. A mortalidade pode ser tão baixa como 1 em 10.000-35.000. As complicações gerais agudas incluem hemorragia, descompensação respiratória, complicação anestésica, dor, e má ingestão oral. A hemorragia pós-operatória tem sido notificada em até 3-8%, mais elevada em crianças mais velhas, e o regresso à cirurgia tem sido notificado em 0,8% a 1,8% dos pacientes.

A complicação respiratória aumenta quando a amigdalectomia e a adenoidectomia são realizadas por obstrução das vias aéreas em relação a outras indicações. Pós-operatório

Foram relatadas complicações respiratórias em 4,4-15,1% dos casos, aumentaram até 23-36% em casos de AOS de rotina e 60% em casos de execução urgente. Estas complicações resultam do agravamento transitório da AOS secundária a edema pós-operatório e aumento da secreção, depressão respiratória por agentes anestésicos ou utilização de oxigénio com um impulso hipóxico embotado e a ocorrência de edema pulmonar pós-operatório.[77]

Os principais factores de risco para complicações respiratórias pós-operatórias em crianças incluem idade jovem (2-3 anos), IHA pré-operatória elevada, baixa saturação de oxigénio (<70-80%), e a presença de problemas médicos simultâneos (obesidade, prematuridade, paralisia cerebral) ou perturbações craniofaciais.

Actualmente é realizada como uma cirurgia de dia ambulatória, mas os pacientes de alto risco devem ser hospitalizados para monitorização contínua cardiopulmonar/oxigénio. A pressão positiva contínua das vias aéreas (CPAP) pode ser utilizada no período pré-operatório para estabilizar os pacientes antes da cirurgia e para tratar complicações pós-operatórias.

As complicações tardias podem ser estenose naso faríngea e incompetência velofaríngea. A incompetência velofaríngea é transitória, e resolve-se na sua maioria com o tempo. A amigdalectomia é menos dolorosa, mas tem uma maior taxa de recorrência do que a amigdalectomia. Por conseguinte, deve ser evitada em crianças com distúrbios respiratórios do sono com história concomitante de amigdalite recorrente.[73]

B) Tratamento Cirúrgico Alternativo:

1) Outros procedimentos de redução de tecidos moles:

Um exemplo de tais procedimentos é a ablação por radiofrequência da base da língua, que só raramente é realizada em crianças, tais como as que têm síndrome de Down ou outras causas de macroglossia.

Septoplastia e turbinectomia:

Com a crescente compreensão da progressão da rinite alérgica à respiração perturbada pelo sono e a interacção entre a obstrução nasal e o desenvolvimento do mal facial, que predispõe ainda mais à AOS, a maximização da patência nasal de forma rápida e segura deve ser considerada nas crianças com respiração perturbada pelo sono. A septoplastia ou turbinectomia pode melhorar o fluxo de ar nasal em crianças mais velhas.

Devido ao impacto no crescimento facial, preocupações sobre a violação dos centros de crescimento das cartilagens no septo, nenhum tratamento directo do desvio do septo nasal pode ser realizado em crianças, no entanto, a redução do turbilhão inferior é outra opção viável no tratamento da rinite alérgica para melhorar o fluxo nasal e diminuir a resistência nasal muito mais rapidamente do que a medicação esteróide nasal em crianças mais velhas.[73, 90, 91]

Uvulopalatofaringoplastia(UVPP):

UVPP é um procedimento cirúrgico que envolve a excisão da úvula e porção posterior do palato e amígdalas, e o corte e reorientação do pilar da amígdala. Em adultos, tem uma taxa de sucesso de aproximadamente 50%.

UVPP não é normalmente realizado em crianças, porque a maioria das crianças com apneia do sono não demonstra o tecido redundante encontrado em adultos. A UVPP é reservada a crianças com tonalidade neuromuscular anormal das vias aéreas superiores, tais como as com paralisia cerebral ou síndrome de Down, e em crianças obesas com escores elevados de Mallampati ou tecido faríngeo lateral redundante.[73, 92]

<u>Amígdalasillectomia linguística:</u>

O aumento das amígdalas linguísticas é cada vez mais reconhecido como uma causa da AOS, especialmente na síndrome de Down, crianças obesas, AOS residual após amigdalectomia e adenoidectomia. Em cerca de 35%, a amigdalectomia e adenoidectomia anteriores estão associadas a um risco acrescido de crescimento excessivo das amígdalas linguísticas.

A amigdalectomia lingüística assistida por endoscopia é uma técnica eficaz para o tratamento da hipertrofia das tonsilas lingüísticas causando OSA persistente em algumas crianças. É importante identificar o aumento das amígdalas linguais como causa da AOS porque é uma das causas cirurgicamente curáveis da AOS. Especialmente quando os sintomas se repetem após a amigdalectomia e a adenoidectomia, deve suspeitar-se de hipertrofia das amígdalas linguais.

2) Cirurgia craniofacial:

A cirurgia craniofacial é indicada em pacientes complexos que não toleram CPAP ou que também beneficiariam do efeito cosmético da cirurgia, particularmente aqueles com anomalias craniofaciais.

3) Traqueostomia:

A traqueostomia é feita muito raramente em crianças. É reservada a crianças com paralisia cerebral ou malformações craniofaciais graves que não podem ser tratadas com outros métodos.[33]

C) Acompanhamento:

Todas as crianças devem ser novamente avaliadas clinicamente após a cirurgia. Pode ocorrer uma melhoria significativa logo após a cirurgia e, tradicionalmente, a AOS melhora 68 semanas após a amigdalectomia. Aqueles com AOS grave no pré-operatório continuam a ter factores de risco para AOS persistente e, por conseguinte, necessitam de PSG pós-operatório.

A recorrência adenoidal pode ocorrer, especialmente em crianças muito pequenas. Se as crianças desenvolverem uma recidiva dos sintomas da AOS, a radiografia lateral de PNS ou a visualização directa da adenoide por endoscopia poderia verificar o crescimento adenoidal. A revisão da adenoidectomia é necessária uma vez que a adesão e contracção da parede faríngea posterior foram por vezes encontradas.[73, 77]

10. CONCLUSÃO

A AOS em crianças é uma doença frequente com uma taxa de prevalência de 1-4%. Impõe uma morbilidade significativa, causando complicações neurocomportamentais, cardiovasculares e endócrinas. O comprometimento da respiração nasal com aumento da resistência nasal tem um impacto negativo bem documentado no desenvolvimento da maxila mandibular na primeira infância, tornando as vias respiratórias superiores mais pequenas e podendo levar à AOS adulta após a puberdade.

O reconhecimento precoce e a prevenção da AOS em crianças é importante para prevenir, ou pelo menos minimizar, outras complicações tais como deformidades neurocognitivas, psicológicas e faciais permanentes na vida adulta. O papel do dentista é essencial no diagnóstico e encaminhamento de pacientes para avaliação posterior num laboratório do sono e por um otorrinolaringologista. Durante o exame dentário de rotina, o dentista deve prestar atenção aos seguintes sinais e sintomas: fraca capacidade de concentração, fraco desempenho escolar, insucesso no desenvolvimento, respiração bucal, fala nasal, infecções nasais recorrentes. Pode ser recomendada a utilização de questionários pediátricos de sono em escala dirigidos especialmente aos pais. Além disso, o dentista deve prestar atenção a várias anormalidades craniofaciais e orais, tais como face estreita alongada, apinhamento dentário, queixo pequeno, palato arqueado alto, hipertrofia adenotonsilar e obesidade.

Os aparelhos orais desempenham um papel importante na gestão não cirúrgica da AOS e tornaram-se a primeira linha de tratamento em quase todos os pacientes que sofrem de AOS. No entanto, são necessários futuros ensaios de controlo aleatórios para comparar a eficácia dos diferentes aparelhos orais. Assim, a melhor abordagem do tratamento da AOS compreende uma equipa multidisciplinar que inclui um dentista pediátrico, um especialista em sono e um médico otorrinolaringologista.

11. BIBLIOGRAFIA

1 . Cote EF. Apneia Obstrutiva do Sono: Uma preocupação ortodôntica. Angle Orthod 1988; 4:293- 307.

2 . Liu Y, Zeng X, Fu M, Huang X. Efeitos de um reposicionador mandibular na apneia obstrutiva do sono. Am J Orthod Dentofac Orthop 2000; 118:248-56.

3 . Miles PG, Nimkaran Y, Leeuw BJ. O papel da odontologia na apneia obstrutiva do sono: Revisão e relatório de caso. Aus Dent J 1996; 41:248-51.

4 . David N.F, Fairbank et 1; Snoring and Obstructive sleep apnea; 2003; página 199.

5 . Aserinsky TR, Dement WC, Kleitman N. Cyclic variações no EEG durante o sono e a sua relação com movimentos oculares, motilidade corporal e sonhos. Electroencefalograma Clin Neurophysiology 1957; 9:673.

6 . Koopman CF, Moran WB. Apneia do Sono: Uma Perspectiva Histórica. Otolaryngol Clin N Am 1957; 2:571-75.

7 . Gastaut H, Tassinari CA, Duron B. Estudo poligráfico das manifestações episódicas diurnas e nocturnas da síndrome de Pickwick. Res cerebral 1996; 1:167-86.

8 . Chervin RD, Guilleminault L. Apneia Obstrutiva do Sono e doenças relacionadas. Neurol Clin NAm 1973; 14(3):583-600.

9 . Tilkian BC e Bahaninuam A. Apneia obstrutiva do sono: Uma perturbação respiratória. Clin Chest Med 1976; 15:57-63.

10 O homem da carga JA, Hillman DR. Anestesia e apneia do sono. Brit J de Anasth 1986; 86:254-66.

11 Moran DR, Rundell OH, Jones RK. Métodos de polissonografia e interpretações. Otolaryngol Clin N Am 1990; 23:583-91.

12 Young T, Palta M, Dempsey J. A ocorrência de sono perturbou a respiração entre

adultos de meia-idade. N Eng J Med 1993;328:1230-5

13 .Schmidt W, Nowara SD. Uma revisão dos Distúrbios do Sono Relacionados com a Odontologia. Dent ClinNAm 2001; 45(4):631-42.

14 .Hatse DT, Piddly CP. Anatomia das vias respiratórias. Am Rev Respir Dis 1978; 13:322-7.

15 .Fouke JM, Teeter JP, Strohl KP. Comportamento da pressão-volume da via aérea superior. J Appl Physiol 1986; 61:912-8.

16 .Schwab RJ, Gefter WB, Hoffman EA, Gupta KB, Pack AI. Imagem dinâmica das vias respiratórias superiores durante a respiração acordada em sujeitos normais e pacientes com respiração perturbada pelo sono. Am Rev Respir Dis 1993; 148:1385-400.

17 .Davidson TM. O Grande Salto em Frente: A base anatómica para a aquisição da fala e da apneia obstrutiva do sono. Sleep Med 2003; 4:18594.

18 Somers VK, Dyken ME, Skinner JL. Respostas e interacções autonómicas e hemodinâmicas durante a manobra Mueller em humanos. J Auton Nerv Syst 1993; 44:253-9.

19 Hudgel DW, Hendricks C. Paladar e hipofaringe - locais de estreitamento inspiratório das vias respiratórias superiores durante o sono. Am Rev Respir Dis 1988; 138:1542-7.

20 Rearden MM, Teachers PJ, Flynn PP. Chemoreceptor responses to Pressurevolume changes in upper airway. J Physiol 1981; 6:92-8.

21 .Jones OR, Girefter WB. Estudos de imagem sobre a dinâmica das vias respiratórias superiores. Am Respir Dis J 1988; 18:685-700.

22 Fogel RB, Malhotra A, Pillar G, Edwards JK, Beauregard J, Shea SA. Activação genioglossal em doentes com apneia obstrutiva do sono versus sujeitos de controlo. Mecanismos de controlo muscular. Am J Respir Crit Care Med 2001; 164:2025-30.

23 Bhattacharjee R, Kheirandish-Gozal L, Pilar G, Gozal D. Complicações

Cardiovasculares da Síndrome da Apneia Obstrutiva do Sono: Provas de Crianças. Progresso nas Doenças Cardiovasculares. 2009; 51(5):416-433.

24 Gelfand R, Lambertsen CJ. Resposta respiratória dinâmica à mudança abrupta de C02 inspirado a P02 normal e elevado. J Appl Physiol 1973; 35:903-13.

25 Narkiewicz K, van de Bome PJ, Pesek CA, Dyken ME, Montano N, Somers VK. Potenciação selectiva da sensibilização quimiorreflectora periférica na apneia obstrutiva do sono. Circulação 1999; 99:1183-9.

26 Somers VK, Dyken ME, Clary MP, Abboud FM. Mecanismos neurais simpáticos na apneia obstrutiva do sono. J Clin Invest 1995; 96:1897-904.

27 Homer RL, Mohiaddin RH, Lowell DG, Shea SA, Burman ED, Longmore DB. Locais e tamanhos de depósitos de gordura à volta da faringe em doentes obesos com apneia obstrutiva do sono e controlos de peso combinados. Eur Respir J 1989; 2:13-22.

28 Colt HG, Haas H, Rich GB. Hipoxemia vs fragmentação do sono como causa de sonolência diurna excessiva na apneia obstrutiva do sono. Peito 1991; 100:1542-8.

29 .James chan, Jennifer D Edman, Peter J. Koltai. Apneia obstrutiva do sono em crianças. Am Fam Physician 2004; 69:1147-54,1159-60.

30 .Spiegel K, Leproult R, Van Cauter E. Impacto da dívida do sono na função metabólica e endócrina. Lancet 1999; 354:1435-9.

31 Jennifer A. Haskell, Bruce S. Haskell, Michael E. Spoon, Changyong Feng. A relação da morfologia vertical do esqueletofacial com a forma das vias aéreas orofaríngeas utilizando tomografia computorizada de feixe cônico: Possíveis implicações para a restrição das vias aéreas. Ortodontia angular. 2014; 84:548-554

32 Halbower AC, Degaonkar M, Barker PB, Earley CJ, Marcus CL, et al. (2006) A apneia obstrutiva do sono na infância associada a défices neuropsicológicos e lesão cerebral neuronal. PLoS Med 3(8): e301.

33 Young Min Ahn. Tratamento da apneia obstrutiva do sono em crianças. Coreano

J Pediatr 2010; 53(10):872-879

34 Escala de sono Epworth, [online]. 1997 Abr [18 Out 2007] Disponível a partir de: URL: http://www.edu/sleep/epworth sleep.htm

35 Preston CB, Lampasso JD, Tobias PV. Avaliação Cefalométrica e Medição da Via Aérea Superior. Sem Ortodontia. 2004; Mar; 10(1):3-15.

36 James A Rowley; Síndrome da Apneia-Hipopneia Obstrutiva do Sono; Maio de 2010. http://emedicine.medscape.com/article/302773-overview

37 Balbani A, Weber S, Montovani J. Actualização na Síndrome da Apneia Obstrutiva do Sono em Crianças. Brazilian Journal of Otorhinolaryngology. 2005; 71(1):74-80.

38 AthanasiousAE   .   OrtodonticCefalometria   .   Londres: Mosby-Wolfe;

1995.p. 203-20.

39 AthanasiousAE   .   OrtodonticCefalometria   .   Londres: Mosby-Wolfe;

1995.p. 21 - 62.

40 . Lowe A, Santamaria JD, Flectham LA, Price C. Morfologia Facial e apneia obstrutiva do sono. Am J Orthod Dentofac Orthop 1986; 90:484-91.

41 Bacon WH, Turlot JC, Kreigan J, Shierle JL. Avaliação cefalométrica dos factores obstrutivos faríngeos em doentes com síndrome das apneias do sono. Angle Orthod 1989; 60:115-21.

42 Steinberg B, Fraser B. A Base Cranial em apneia obstrutiva do sono. J Oral Maxillofac Surg 1995; 53:1150-4.

43 Pracharktam N, Hans MG, Snobl KP, Redune S. Upright e Supine cefalometric evaluation of obstructive sleep apnea syndrome and snoring subjects. Angle orthod 1994; 64:63-74.

44 .Pae EK, Lowe AA, Sasaki K, Price C, Sucheya MJ, Fleetham J.A Estudo

cefalométrico e electromiográfico das estruturas superiores das vias aéreas nas posições verticais e supme. Am J Orthod Dentofac Orthop 1994; 106:52-9.

45 .Miles PG, Vig PS, Weyant RJ, Forrest JD, Rockette HE. Estrutura craniofacial e síndrome da apneia obstrutiva do sono: Uma análise qualitativa e meta-análise da literatura. Am J Orthod Dentofac Orthop 1996; 1009:163-72.

46 Ono T, Lowe A, Ferguson K, Fleetham JA. Associação entre a estrutura superior das vias aéreas, posição do corpo e obesidade em doentes do sexo masculino CI I com apneia obstrutiva do sono. Am J Orthod Dentofac Orthop 1999; 109:62534.

47 Pracharktam N, Nelson S, Hans M, Redline Rosenberg C, Strohl KP. Avaliação cefalométrica na apneia obstrutiva do sono. Am J Orthod Dentofac Orthop 1996; 109:410-19.

48 Tangugsom V, Krogstad O, Espeland L, Lyberg T. Uma correlação canónica de variáveis cefalométricas e demográficas seleccionadas nos doentes obesos e não obesos. Angle Orthod 2001 Fev; 71(1):23-5.

49 Ash SP, Smith AM. Aparelhos de avanço mandibular de cobalto cromado para gerir o ronco e a apneia obstrutiva do sono. J Ortodontia 2004

50 Thorton WK, Roberts H. Gestão não cirúrgica de pacientes com apneia obstrutiva. J Oral Maxillofac Surg 1996; 54:1103-08.

51 Tiner BD. Gestão cirúrgica da Apneia Obstrutiva do Sono. J Oral Maxillofac Surg 1996; 54:1109-14.

52 .Whitlets EH, Thompson S. Apneia obstrutiva do sono e obesidade. Otolaryngol Clin N Am 1990; 123:751-60.

53 .Johal A, Battagel J. Directores actuais na gestão da Apneia Obstrutiva do Sono com Aparelhos de Avanço Mandibular. Brit Dent J 2001; 190:532-36.

54 Cartwright R, Samelson C. Os efeitos do tratamento não cirúrgico da apneia obstrutiva do sono: O Dispositivo de Retenção da Língua. J Am Med Assoc 1982; 248:705-09.

55 Bloch KE, Iseli A, Zhang JN, et al. Um ensaio cruzado aleatório e controlado de dois aparelhos orais para o tratamento da apneia do sono. Am J Respir Crit Care Med 2000; 162:246-251.

56 .Strollo PJ, Sanders MH,Atwood CW. Terapia de Pressão Positiva. Clin Chest Med 1998;19:55-67.

57 .Ivanhoe JR, Athanasious AE. Distúrbios do Sono e Dispositivos Orais. Dent Clin N Am 2001;45:133-58.

58.Clark G, Nakano M. Aparelhos dentários para o tratamento da Apneia Obstrutiva do Sono. J Am Dent Assoc 1989;118:611-617

59.Ono T, Lowe A, Ferguson Fleetham J. A Tongue Retaining Device and Sleep rate genioglossus muscle activity in patients with Obstructive Sleep Apnea. Angle Orthod 1996; 66:273-280.

60.Seucheya MT, Lowe A, Pae EK, Fleetham JA. Subtipos de apneia obstrutiva do sono por análise de agrupamento. Am J Orthod Dentofac Orthop 1992; 101: 53342.

61 Clark G, Sohn J, Hong C. Treating Obstructive Sleep Apnea and Ronkoring: Avaliação de um dispositivo de posicionamento anterior mandibular. J Am Dent Assoc 2000;131:765-71.

62 .E Rose et al; Um estudo comparativo de dois aparelhos de avanço mandibular; EJO 2002; 24; 191-98.

63 Cozza P, Ballanti F, Prete L. Um monobloco modificado para o tratamento de crianças pequenas com apneia obstrutiva do sono. J Clin Orthod 2004.

64 Bemhold M, Bondermark L. Um aparelho magnético para tratamento de pacientes que roncam com e sem apneia obstrutiva do sono. Am J Orthod Dentofac Orthop 1998; 113:144-55

65 Narkhede SP, Shetty K, Sonawane S, Gadhiya N, Soni VP. Apneia Obstrutiva do Sono: Uma visão geral da desordem, consequências e opções de tratamento. Indian J Oral Health Res 2015; 1:37-43.

66 H. M. Lawton, J. M. Battagel e B. Kotecha; A comparison of the Twin Block and Herbst mandibular advancement splints in the treatment of patients with obstructive sleep apnoea: a prospective study; EJO 2005 ; 27 (1): 82-90.

67 Bloch KE, Iseli A, Zhang JN, et al. Um ensaio cruzado aleatório e controlado de dois aparelhos orais para o tratamento da apneia do sono. Am J Respir Crit Care Med 2000; 162:246-251.

68 Tomonori Iwasaki, Yoshihiko Takemoto, Emi Inada, Hideo Sato, Issei Saitoh, Eriko Kakuno,Ryuzo Kanomi, e Youichi Yamasaki et al. Análise de tomografia computadorizada tridimensional de feixe cônico da ampliação da via aérea faríngea pelo aparelho Herbst; Am J Orthop Dentofacial Orthop 2014; 146:776-85.

69 .Xiaoyu Wang, Xu Gong, Zhe Yu, Xuemei Gao, e Ying Zhao. Estudo de acompanhamento de alterações dentárias e esqueléticas em pacientes com apneia obstrutiva do sono e síndrome de hipopneia com tratamento a longo prazo com o aparelho Silensor; Am J Orthop Dentofacial Orthop 2015.

70 Ferguson KA, Chest 1996; 109:1269-1275.

71 Winfried J. Randerath, Bernd M. Sanner, Virend K. Somers; Sleep apneoa: diagnóstico e tratamento actuais; Página 152.

72 Ferguson KA, Cartwright R, Rogers R. Aparelhos orais para o ronco e apneia obstrutiva do sono: Uma revisão. Sono. 2006; 29: 244-62.

73 Sheldon SH, Ferber R, Kryger MH. Princípios e prática da medicina pediátrica do sono 1ª ed. Philadelphia:Elsevier Saunders Co, 2005; 197-267.

74 Secção de pneumologia pediátrica e subcomissão sobre a síndrome da apneia obstrutiva do sono. Academia Americana de Pediatria. Guia de prática clínica: diagnóstico e gestão da síndrome da apneia obstrutiva do sono infantil. Pediatria 2002; 109:704-12.

75 .Nixon GM, Kermack AS, Davis GM, Manoukian JJ, Brown KA, Brouillette RT. Planeamento da adenotonsillectomia em crianças com apneia obstrutiva do sono: o papel da oximetria nocturna. Pediatria 2004; 113:e19-25.

76 .Lumeng JC, Chervin RD. Epidemiologia da apneia obstrutiva pediátrica do sono. Proc Am Thorac Soc 2008; 5:242-52

77 .Waters KA, Cheng AT. Adenotonsillectomia no contexto da apneia obstrutiva do sono. Paediatr Respir Rev 2009; 10:25-31.

78 Marcus CL. Apneia obstrutiva do sono na infância: tratar ou não tratar, essa é a questão. Tórax 2010; 65:4-5.

79 Yellon RF. A polissonografia é necessária antes da amigdalectomia e adenoidectomia para o diagnóstico da apneia obstrutiva do sono versus uma ligeira desordem respiratória em crianças? Laringoscópio 2010; 120:868-9.

80 Classificação Internacional dos Distúrbios do Sono -ICSD. 2ª ed. Westchester, IL: American Academy of Sleep Medicine, 2005.

81 Gozal D, Kheirandish-Gozal L. Novas abordagens para o diagnóstico de distúrbios respiratórios do sono em crianças. Sleep Med 2010; 11:708-13.

82 Kheirandish-Gozal L, Gozal D. Os múltiplos desafios da apneia obstrutiva do sono nas crianças : o diagnóstico. Curr Opinião Pediatr 2008; 20:650-3.

83 .Katz ES, D'Ambrosio CM. Patofisiologia da apneia obstrutiva pediátrica do sono. Proc Am Thorac Soc 2008; 5:253-62.

84 Brigance JS, Mitamoto C, Schilt P, Houston D, Wiebke JL, Govan D. Gestão cirúrgica da apneia obstrutiva do sono em bebés e crianças pequenas. Otolaryngol Head Neck Surg 2009; 140:912-6.

85 Mitchell RB, Kelly J. Outcome of adenotonsillectomy for obstructive sleep apnea in children under 3 years. Otolaryngol Head Neck Surg 2005; 132:681-4.

86 Robb PJ, Bew S, Kubba H, Murphy N, Primhak R, Rollin AM, et al. Tonsillectomia e adenoidectomia em crianças com perturbações respiratórias relacionadas com o sono: declaração consensual de um grupo de trabalho multidisciplinar do Reino Unido. Ann R Coll Surg Engl 2009; 91:371-3.

87 . Andadores P, Gilles D. Taxas de hemorragia pós-tonellectomia: São

dependentes da técnica? Otolaryngol Head Neck Surg 2007; 136(4 Suppl) : S27-31.

88 Brietzke SE, Gallagher D. The effectiveness of tonsillectomy and adenoidectomy in the treatment of pediatric obstructive sleep apnea/ hypopnea syndrome: a meta-analysis. Otolaryngol Head Neck Surg 2006; 134:979-84.

89 Guilleminault C, Lee JH, Chan A. Síndrome da apneia obstrutiva pediátrica do sono. Arch Pediatr Adolescente Med 2005; 159:775-85.

90 Guilleminault C, Biol D, Li K, Quo S. Um estudo prospectivo sobre os resultados cirúrgicos de crianças com distúrbios respiratórios do sono. Sleep 2004; 27:95100.

91 .Sullivan S, Li K, Guilleminault C. Obstrução nasal em crianças com respiração perturbada pelo sono. Ann Acad Med Singapura 2008; 37:645-8.

92 .Kosko JR, Derkay CS. Uvulopalatofaringoplastia: tratamento da apneia obstrutiva do sono em doentes pediátricos neurologicamente deficientes. Int J Pediatr Otorhinolaryngol 1995; 32:241-6.

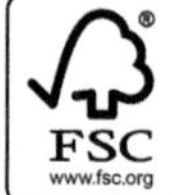
MIX
Papier aus verantwortungsvollen Quellen
Paper from responsible sources
FSC
www.fsc.org
FSC® C105338

Printed by Books on Demand GmbH, Norderstedt / Germany